家用按摩小妙招

主　编：杨润　梁琦

副主编：李志贵　陈克诚　任艳　柴智

编　委：刘宁　任建荣　高福　郝国君　董强　程向慧　杨东魁　张颖娟

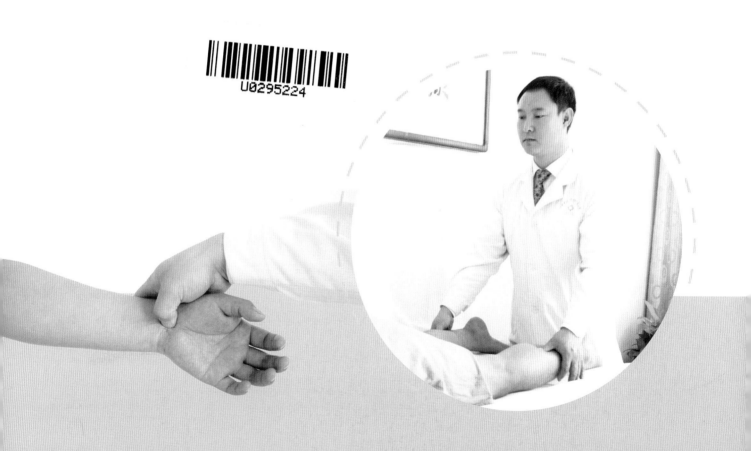

山西出版传媒集团

山西科学技术出版社

序言

　　我们这一辈中医人，最大的愿望是年轻一代能够戒绝浮躁、抵住诱惑，在喧嚣中沉潜下去，然后有一天冒出尖来。经受住这种考验的人，才能在岐黄之路上行稳致远。杨润是他们这一代的拔尖者，刚过而立之年便蜚声三晋推拿领域，手法和疗效总能让求医者啧啧称道。但是熟悉的人都知道，他的禀赋和悟性是靠积年累月下工夫激发的。三年前，我给他布置了《家用按摩小妙招》这个作业，希望他能整理一些简便易行、立行立效的"小绝招"，方便人们自己动手解决或者至少缓解像落枕、呃逆这样的小问题。当我快把这件事忘掉的时候，他拿来书稿嘱我过目并写几句话。原来他为当初一诺煞费苦心，三年来从无间断地进行搜集、验证、总结、完善，在呈现形式上也花了心思，让使用者能得要领。今天这个成果所凝结的不仅是他的心血和经验，还有他肯久久为功、不急于求成的精神。虽是一本小书，却很好地展示了中医宝库里魔术般的"绝活绝技"。细读此书，必能省一些奔波求医的时间，也能多一些自我保健的知识。

前言

中医药学是中华民族繁衍数千年历史长河中我们养生保健及与疾病斗争的经验总结，它形成了完整的理论体系，且具有丰富的临床效验，是中华民族文化的一部分。中医药特色疗法百花齐放，各有特点特效，目前已有 100 多种特色疗法，为各时期、各民族人民的健康起到了良好的保障作用。

作为中医学的从业传道者，在不断地理论研究、临床从业基础上，日益强烈地领略到中医药的伟大与神奇，也积累了一些切身的感悟。传道授业解惑是传承；治病救人、疗疾扶伤是践行。在近二十年的从业生涯中，每每为能运用自己的专业知识与技能解决患者的疾苦而欣慰，也在不断地钻研、实践过程中积累了一定的经验。在此基础上，逐渐萌发了将中医药的疗效体现于细微日常，用以解决广大民众常见疾痛的想法。经过探索总结，对临床常见疾病的简易疗法进行了整理，并对其基本操作规程进行了概要。历经三年时间，总结汇集成书，希望广大读者能通过简易的自我操作，亲身受益于中医药的神奇疗效。

本书分为基础编与临床编两大部分。基础编中首先概述了中医药中六种常用的特色疗法及基础操作规程，为日常自我保健疗疾奠定必要的基础；其次对人体的经络系统进行了概要的介绍，使读者能够更有针对性地了解身体和疾病并掌握使用不同的疗法。小儿推拿疗法历史悠久、疗效确切，考虑到儿童的发育特点及阶段，我们列出 10 余种小儿常见病的推拿手法治疗及常见注意事项。在临床编，介绍了涉及人体九大系统的临床常见疾病 87 种，并针对这些常见疾病，分别从概述、典型临床表现、简易治疗手法、操作注意事项、使用禁忌等方面进行叙述，同时配以相应的治疗图标，供读者更准确、直观地参考使用。该书在不失专业指导的同时，图文并茂，通俗易懂，既可供广大民众参考使用，也可作为针灸初学者的入门指导。

在编写过程中，我们充分秉承发挥中医药特色在日常生活中的指导作用，力求在中医药基础知识的基础上，整合我们多年积累的临床效验，并结合当代中医特色疗法的最新研究成果，共同提高本书的科学性及实用性。该书的成稿受到山西省卫生健康委员会中医药管理局的大力支持，山西中医药大学科研发展青年项目资金的鼎力资助；同时，本书在编写过程中也受到山西省委宣传部办公室冯向宇副主任，山西科学技术出版社吕雁军夫妇的帮助，在此表示深切谢意。本书宗旨是挖掘中国药学瑰宝，为人们的健康提供一份参考，若能有一定的帮助更为欣慰。受作者水平、经验等原因所限，书中难免存在不足之处，恳请广大读者提出宝贵意见，以便今后修订提高。

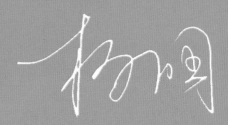

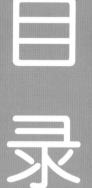

目录

基础编 | 1

● 操作技术规程 / 2

一、推拿疗法 / 2
二、拔罐疗法 / 11
三、艾灸疗法 / 13
四、刮痧疗法 / 18
五、刺络放血疗法 / 19
六、中药外敷疗法 / 21

● 人体经络系统 / 22

一、十二经脉 / 23
二、奇经八脉 / 40
三、人体腧穴 / 44

● 小儿推拿 / 50

一、小儿推拿发展简史 / 50
二、小儿推拿流派 / 51
三、小儿病理、生理特点 / 52
四、小儿生长发育特点 / 54
五、小儿推拿常用手法 / 56
六、小儿推拿注意事项 / 62

目赤肿痛 / 64
眉棱骨痛 / 65
假性近视及视疲劳 / 66
麦粒肿 / 67
眼肌痉挛 / 68
黑眼圈 / 69
鼻 塞 / 70
慢性鼻炎 / 71
鼻出血 / 72
耳 鸣 / 73
牙 痛 / 74
磨牙症 / 75
三叉神经痛 / 76
颞下颌关节紊乱症 / 77
疔 腮 / 78
眩 晕 / 79
落 枕 / 80
颈源性头痛 / 81
血管紧张性头痛 / 82
神经性偏头痛 / 83
斑 秃 / 84
压力大所致失眠 / 85
思虑过度所致失眠 / 86
惊恐失眠 / 87
老年性失眠 / 88
咽痒音哑 / 89
咽肿干痛 / 90
梅核气 / 91
咳 嗽 / 92

呃 逆 / 94
肩 痹 / 95
手臂麻木 / 96
网球肘 / 97
心 悸 / 98
心绞痛 / 99
胁 痛 / 100
受寒胃痛 / 101
食积胃痛 / 102
情志不畅胃痛 / 103
急性胃肠炎 / 104
受凉呕吐 / 105
食积呕吐 / 106
晨起刷牙呕吐 / 107
虚寒腹痛 / 108
虚寒泄泻 / 109
久 泻 / 110
便 秘 / 111
阑尾炎 / 112
小便不通畅 / 113
受风寒后腰痛 / 114
常年怕冷所致的腰痛 / 115
急性腰扭伤 / 116
痔 疮 / 117
脱 肛 / 118
膝关节上楼痛 / 119
膝关节下楼痛 / 120
膝关节下蹲困难 / 121
受寒后膝关节痛 / 122

小腿肚抽筋证 / 123
踝关节扭伤 / 124
足跟痛 / 125
慢性疲劳综合征 / 126
感 冒 / 127
中 暑 / 128
腕关节慢性劳损 / 129
晕车、晕船 / 130
自汗、盗汗 / 131
肥 胖 / 132
晕 厥 / 133
痛 经 / 134
月经不调 / 135
带下多 / 136
胎位不正 / 137
妊娠呕吐 / 138
乳腺增生 / 139
小儿发热 / 140
小儿鼻塞 / 141
小儿厌食症 / 142
小儿口腔溃疡 / 143
小儿伤食呕吐 / 144
小儿秋季腹泻 / 145
小儿便秘 / 146
小儿遗尿 / 147
小儿支气管炎 / 148
小儿夜啼 / 149
新生儿黄疸 / 150
小儿腹痛 / 151

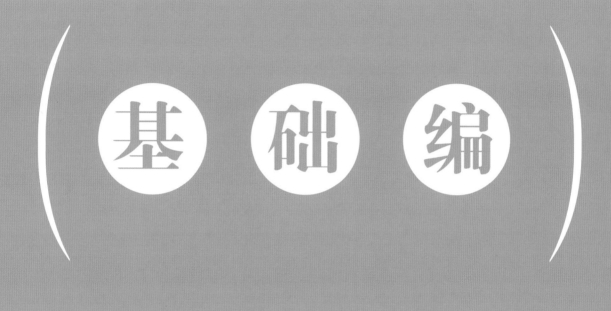

（基础编）

操作技术规程

一、推拿疗法

概述

中医推拿疗法，古时又称按摩。是以中医的脏腑、经络学说为理论基础，并结合现代西医的解剖和病理诊断，用不同手法作用于人体表的特定部位来调节机体生理、病理状况，以达到防病、治病目的的一种治疗方法。推拿疗法具有简、便、易、廉等特点，被越来越多的人接受和使用。从性质上来说，它是一种物理的治疗方法。从手法的治疗作用可分为保健按摩和医疗按摩。

中医推拿疗法起源于民间，殷商时期成为宫廷医学的重要组成部分，至秦汉时期发展成一门中医学科。在还没有中药汤剂给人治病的时候，就已有用推拿的方法给人治病了。在《黄帝内经》中有推拿的记载，春秋战国时期的扁鹊就用推拿治疗疾病。长沙马王堆出土的《五十二病方》、隋代的《诸病源候论》、孙思邈的《千金要方》中都有推拿的记载。推拿按摩技术发展到今天已有五千多年的历史，是人类古老而悠久的医疗和保健方法之一，目前已形成一套比较系统的保健治病手法。

中医推拿疗法治疗的总原则是"补虚、泻实"，通过补或泻使失衡的机体重新趋向平衡。推拿疗法是一门普遍适用于老年、青年、儿童、妇女的治疗方式，其副作用相对少，应用范围广泛。但临床治疗中要做到因人、因病施治，因此对推拿大夫的要求较高。

功效：具有舒筋通络、促进气血运行、调整脏腑功能、润滑关节、增强人体抗病能力等作用；通过不同手法松解软组织粘连，缓解肌肉痉挛，直接作用于机体，解除局部病变。现代研究证明推拿手法可以通过刺激神经－内分泌－免疫网络调节神经系统，调整脏腑功能。

适应病症：①各种扭挫伤、软组织劳损、落枕、肩周炎、颈椎病、腰椎间盘脱出症、膝骨性关节炎、腱鞘炎等骨伤科疾病。②呃逆、胃下垂、胃肠功能紊乱、慢性结肠炎、胃及十二指肠溃疡等消化系统疾病。③感冒、咳嗽、发热等呼吸系统疾病。④头痛、失眠、面瘫、偏瘫、眩晕等神经系统疾病。⑤乳腺炎、痛经、月经不调等妇科疾病。

禁忌病症：①皮肤有破溃之处，或有感染的地方。②患有骨结核、梅毒等传染性疾病。③患有骨肿瘤及其他占位性椎管疾病。④局部有血栓性静脉炎、淋巴管炎等血液疾病及不明原因引起的出血。⑤精神失常。⑥骨质严重疏松或其他原因导致的骨质脆性增高的疾病。⑦孕期女性腰骶部、腹部。

推拿手法，是操作者用手或肢体其他部位刺激治疗部位或活动患者肢体的规范化技巧动作。由于刺激方式、强度、时间和活动肢体方式的不同，形成了许多不同的基本手法。推拿的常用基本手法大致可分为按压类、摆动类、摩擦类、叩击类、运动关节类和复合类手法六大类。现介绍推、拿、按、摩、滚、揉、捏、掐、点、搓、拍、振、弹拨手法的具体操作及其要领。

1. 推法

推法，顾名思义是以手向外或向前用力使物体移动，其准确概念为，用指或掌、肘着力于人体一定位置或穴位上，用拇指、手掌、拳面或者肘尖紧贴治疗部位，运用适当的压力，进行单方向的直线移动。常分为平推法、直推法、旋推法、分推法、一指禅推法等。用指称指推法，用掌称掌推法，用肘称肘推法。

功效：具有行气止痛、温经活络、调和气血的作用。

适应病症：一般拇指平推法适用于头面及四肢部等肌肉薄弱处。掌推法适用于面积较大的部位，如腰背部、胸腹部及大腿部等。肘推法刺激最强，适用于腰背脊柱两侧华佗夹脊及双下肢大腿后侧，常用于体形壮实、肌肉丰厚者。

动作要领：①操作者肩部及上肢放松，着力部位要紧贴患者体表的治疗部位。②操作向下的压力要适中、均匀。压力过重，易引起皮肤破损。③用力深沉平稳，呈直线移动，不可歪斜。④推进的速度宜缓慢均匀，每分钟50次左右。⑤临床应用时，常在施术部位涂抹少许介质，使皮肤有一定的润滑度，利于手法操作。

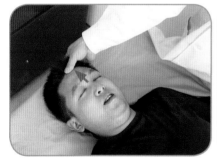
指推法

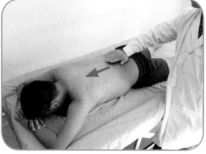
掌推法

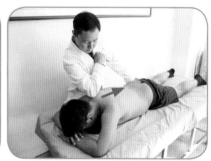
肘推法

2. 拿法

《秘传推拿妙诀》："拿者，医人以两手指或大指或各指于病者应拿穴处或掐或捏或揉，皆谓之拿也。"可见，用拇指和食、中指，或用拇指和其余四指的指腹，相对用力紧捏一定的部位均谓之拿法。

功效：具有舒筋通络、解表发汗、镇静止痛、开窍提神的作用。

适应病症：主要用于拿颈项部、肩背部及四肢部，治疗头痛、项强、四肢关节肌肉酸痛等症。

动作要领：①拿法操作时肩臂要放松，腕要灵活，以腕关节和掌指关节活动为主，以指端和指腹为着力点。②操作动作要缓和，有连贯性，不能断断续续。③拿取的部位要准，指端要相对用力提拿，带有揉捏动作，用力由轻到重，再由重到轻，不可突然用力。

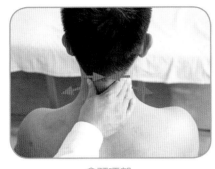
拿颈项部

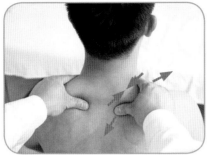
拿肩背部

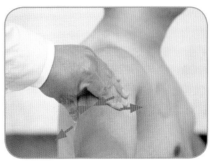
拿上肢

3. 按法

用手指或掌面、肘尖着力于体表某一部位或穴位，逐渐用力下压，称为按法。

功效：具有镇静止痛、松解粘连、消肿止痛的作用。

适应病症：主要用于颈肩部、腰背部及臀部肌肉丰厚结实处，治疗肌肉痉挛、颈肩部劳损及坐骨神经痛等症。

动作要领：①按压方向要垂直，用力由轻到重，稳定而持续，使刺激充分透达至肌体组织深部。②切忌用迅猛的爆发力，以免造成不良反应，对病人增加不必要的痛苦。③临床应用时常与揉法结合使用，组成按、揉复合手法，即在按压力量达到一定程度时，再做小幅度的回旋活动，此手法刚中兼柔，既有力而又柔和。

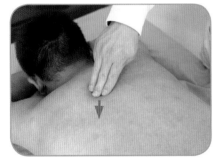
指按法

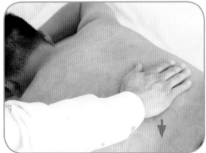
掌按法

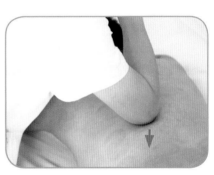
肘按法

4. 摩法

摩是抚摩之意，用食指、中指、无名指指端或全掌附着于体表的一定位置上，做环形有节奏的抚摩，称为摩法。摩法为推拿手法中最轻柔的一种。在推拿手法中主要分为指摩法和掌摩法。

功效：具有益气和中、消积导滞、疏肝理气的作用。

适应病症：摩法主要适用于胸胁、脘腹部，也可用于头面部，常用于治疗中焦虚寒、脘腹胀满、肠鸣腹痛、胸闷气滞、胁肋胀痛、胸胁迸伤、泄泻、便秘、下元虚冷、面瘫、面肌痉挛等病症。

顺时针方向摩腹可通调肠腑积滞，起到泻热通便的作用；而逆时针方向摩腹则能温中止泻，发挥温补下元的功效。

动作要领：①肘关节微屈，腕部放松，指掌自然伸直轻放在体表的一定部位上。②操作时，仅与皮肤表面发生摩擦，不宜带动皮下组织，这是摩法与揉法的主要区别。③一般操作频率在100~120周/分，要求在四周均匀着力，不能一边重一边轻。

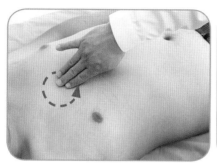

指摩法

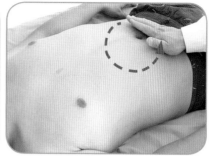

掌摩法

5. 滚法

用小指、无名指、中指的指关节突起部分，附着在一定部位上，通过腕关节屈伸外旋连续往返活动，使产生的力轻重交替，持续不断地作用于治疗部位上。

功效：具有疏通经络、活血化瘀、松解粘连、理筋通脉等作用。

适应病症：适用于治疗颈、肩、腰、背、臀部及四肢关节等部位的扭挫伤，以及筋脉拘挛、关节强直、肢体瘫痪、疼痛麻木等症。

动作要领：①肩臂不要过分紧张，肘关节屈曲 120°～140°。②手腕要放松，滚动时掌背尺侧部要紧贴体表，不可跳动或使手背拖来拖去。③手背滚动的幅度控制在 120° 左右，即当腕关节屈曲向内滚动约 80° 时，腕关节伸时向外滚动约 40°。④压力要均匀，动作协调而有节律，不可忽快忽慢、时轻时重。一般每分钟滚动 140 次左右。滚法由于腕关节屈伸幅度较大，所以接触面较广，并且压力较大，掌背着力柔和而舒适，故适用于肩、背、腰、臀及四肢等肌肉较丰厚的部位。

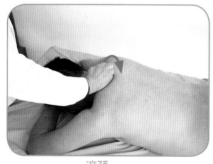

滚颈

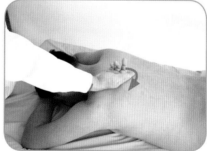

滚肩

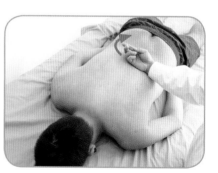

滚腰

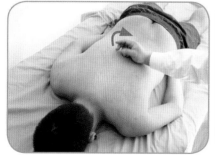

滚背

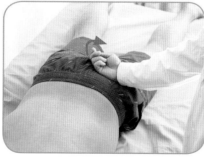

滚臀

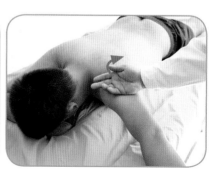

滚四肢

6. 揉法

用拇指、食指、中指指端或中指、无名指指端紧附于穴位上做缓和回转的安抚动作。除用指端外，还可运用小鱼际部或掌根部做揉法。故可分别称之为指揉法、鱼际揉法、掌根揉法。揉法较推法、按法、摩法力度大些，在施法时带动皮下组织，不是在皮表抚摩。

功效：具有加速血液循环、改善局部组织的新陈代谢、活血散瘀、缓解痉挛、软化瘢痕、缓和强手法刺激和减轻疼痛的作用。

适应病症：全掌或掌根揉，多用于腰背部和肌肉肥厚部位的病症。拇指揉法多用于关节、肌腱部位的病症。

动作要领：①揉动时手指或手掌要紧贴在皮肤上，不要在皮肤上摩动。②手腕要放松，以腕关节连同前臂或整个手臂做小幅度的回旋活动，不要过分牵扯周围皮肤。③"肉动皮不动"是本法的要领。

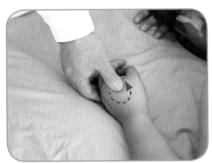
指揉法

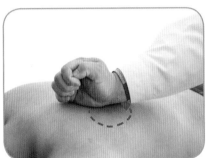
鱼际揉法

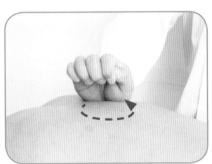
掌根揉法

7. 捏法

用拇指、食指或拇指、食指、中指三指提捏某一部位称为捏法。

功效：具有发散风寒、疏风散热、消积导滞、疏肝理气的作用。

适应病症：用力较轻，适用于浅表的肌肤组织的病症。较多用于幼儿，可治疗消化不良。捏法应用于脊部称为捏脊。

动作要领：①前后两手要协同用力，不可用指甲掐。②应用于幼儿时，手法刺激强度不可太大，以局部皮肤发红为度。

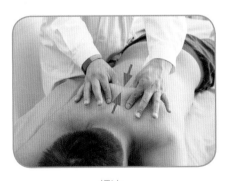
捏法

8. 掐法

《幼科推拿秘书》："掐者，用大指甲，将病处掐之。"《厘正按摩要术·立法》："掐之则生痛，而气血一止，随以揉继之，气血行而经舒也。"可见，掐法多指用指甲按压穴位。用力较重而刺激面积较小，为开窍解痉的强刺激手法。多用于刺激人中穴。

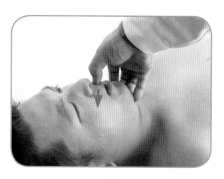

掐法

功效：具有醒神开窍、回阳救逆的作用。

适应病症：常用于晕厥、惊风等病症。

动作要领：①操作时不可太过用力，以防局部肌肉掐破出血而感染。②时间不宜太久，以患者苏醒为度。

9. 点法

用屈曲的指间关节突起部分为施力点，按压于某一治疗点上，称为点法。它由按法演化而成，可属于按法的范畴。具有力点集中，刺激性强等特点。有拇指端点法、屈拇指点法和屈食指点法三种。现介绍常用的拇指端点法。

功效：具有开通闭塞、活血止痛的作用。

适应病症：全身各部位，尤适用于四肢远端小关节的压痛点。

动作要领：①手握空拳，拇指伸直紧贴于操作穴位上。②用力由轻到重，不可用力过猛。③必要时运用身体重力点按。

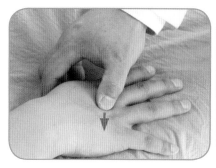

拇指端点法

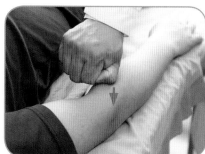

屈拇指点法

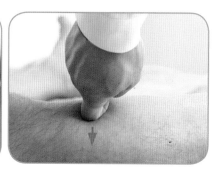

屈食指点法

10. 搓法

医者用双手掌面着力，对称地挟住或托抱住患者肢体的一定部位，双手交替或同时相对用力做相反方向的来回快速搓揉，并同时做上下往返移动。可分为直搓法和斜搓法。

斜搓法多用于胁肋部。患者取坐位，医者位于其后，用双手自腋下挟持患者胸廓的左右两侧，相对用力做一前一后的交替搓揉，沿胁肋搓至髂嵴上，如此做自上而下的单向搓揉移动。一般搓3~5遍。用于胸胁迸伤、肝气郁结。

直搓法具有疏通经络、调和气血、放松肌肉等作用。

适应病症：搓法是较为温和的一种手法，是一种辅助手法，常作为四肢、胁肋部、腰背部推拿治疗的结束手法。

动作要领：搓动时双手动作幅度要均等，用力要对称；搓揉时频率可快，但在体表移动要缓慢；双手挟持肢体时力量要适中，以免挟持过重，搓不动，挟持过轻，搓不到。

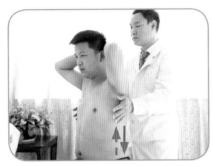

直搓法 斜搓法

11. 拍法

用指腹或手掌腹面着力，五指自然并拢，掌指关节微屈，使掌心空虚，然后以虚掌有节律地拍击治疗部位，称为拍法。

功效：具有行气活血、舒筋通络、鼓舞正气、祛邪外出的作用。

适应病症：肩背、腰骶、股外侧、小腿外侧等部位的风湿酸痛、麻木重着、肌肉痉挛等。也常用于推拿保健。

动作要领：①指实掌虚，利用气体的振荡拍击施术部位，拍击声清脆而患者不感觉疼痛。②拍法用力应以腕部的力量为主，不可用力过猛。③对肌肤感觉迟钝麻木者，可拍打至表皮微红为度。

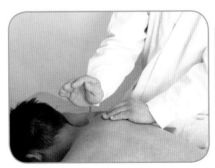

拍肩背

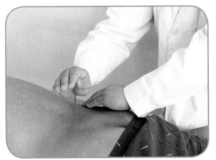

拍腰骶

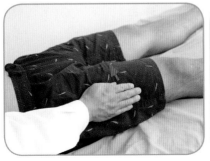

拍股外侧

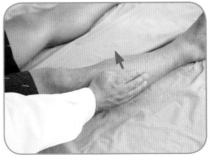

拍小腿外侧

12. 振法

用手指或手掌着力在体表，前臂和手部的肌肉强力地静止性用力，产生振颤动作的手法，称为振法。临床上多分为掌振法和指振法两种，其中用手指着力称指振法，用手掌着力称掌振法。振法属于运气推拿流派手法。

功效：具有祛瘀消积、和中理气、消食导滞、调节肠胃功能的作用。

适应病症：全身各部位及穴位均可使用。用于治疗脾胃病及头晕、头痛、失眠等，也常用于治疗伤筋疾病。

动作要领：①一般常用单手操作，也可双手同时操作。②操作时力量要集中于指端或手掌上，振动的频率较高，着力稍重。③不可抖动手臂，不可憋气，自然呼吸。

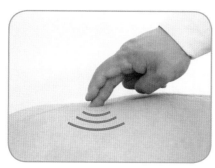
指振法

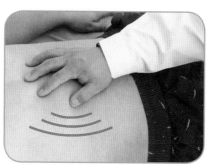
掌振法

13. 弹拨法

用指端或肘部深按于治疗部位，做如拨琴弦样的往返拨动，称为弹拨法。弹拨法分为拇指拨法、三指拨法和肘拨法。

功效：具有分离粘连、消肿散结、解痉止痛等作用。

适应病症：常用于治疗肌肉、肌腱和韧带的慢性损伤等伤科疾病以及脏腑陈旧性疾病。

动作要领：①操作时要深按于韧带或肌肉、肌腱的一侧，然后做与韧带和肌纤维成垂直方向的拨动，好像弹拨琴弦一样。②也可沿筋内的一端依次向另一端移动弹拨，使局部有酸胀感，以患者能耐受为度。

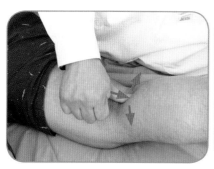
拇指拨法

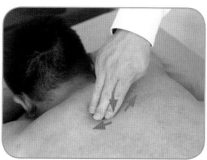
三指拨法

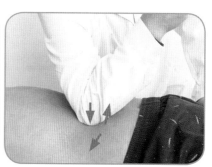
肘拨法

14. 擦法

用手掌紧贴皮肤，稍用力下压并做上下向或左右向直线往返摩擦，使之产生一定的热量，称为擦法。有掌擦、鱼际擦和侧擦之分。

功效：具有健脾和胃、温阳益气、温肾壮阳、祛风活血、消瘀止痛等作用。

适应病症：体虚乏力，脘腹胀痛，月经不调，腰背风湿痹痛。

动作要领：①上肢放松，腕关节自然伸直，用全掌或大鱼际或小鱼际为着力点，作用于治疗部位，以上臂的主动运动，带动手做上下向或左右向的直线往返摩擦移动，不得歪斜。更不能以身体的起伏摆动去带动手的运动。②摩擦时往返距离要拉得长，而且动作要连续不断，如拉锯状，不能有间歇停顿。如果往返距离太短，容易擦破皮肤；当动作有间歇停顿，就会影响到热能的产生和渗透，从而影响治疗效果。③施法时不能操之过急，呼吸要调匀，千万莫迸气，以伤气机。④摩擦频率一般每分钟100次左右。

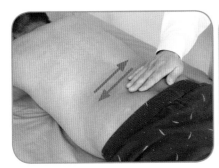
掌擦法

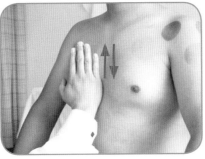
鱼际擦法

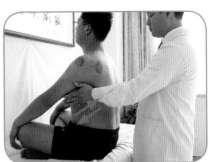
侧擦法

二、拔罐疗法

概述

　　拔罐疗法在我国有着悠久的历史，约公元前 3 世纪就已经出现了拔罐治疗疾病的方法。由于古人多用挖空的兽角来吸拔脓疮，故古称之为"角法"，如在长沙马王堆西汉古墓出土的《五十二病方》，晋代医学家葛洪的《肘后备急方》里均有对"角法"的记载。唐代王焘所著的《外台秘要》里也曾介绍使用竹筒火罐来治病。经过后世医家的不断改良，拔罐疗法在当代已经发展为一种可以治疗内、外、妇、儿、皮肤、五官等科疾病的重要手段之一。

　　拔罐疗法又被称为"拔火罐"或者"拔罐子"，是一种以杯罐为工具，借热力排出罐内的空气，从而产生负压，使杯罐吸附于皮肤，造成充血现象的一种疗法。常用拔罐方法有闪罐法、单罐法、多罐法、针罐法、留罐法、走罐法、刺络拔罐法等。本书主要介绍玻璃罐中的留罐法。

　　操作方法：检查罐口是否光滑，罐身有无裂痕。操作者用止血钳夹起酒精棉球，用火点燃，在罐内快速绕一圈，迅速撤出，马上将罐扣在应拔的部位上，此时罐内已成负压即可吸住，最后将止血钳和酒精棉球放下。一般拔罐时间为 10~15 分钟，临床可根据具体病情决定留罐时间。

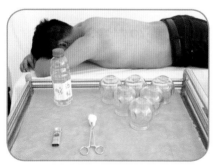

术前准备

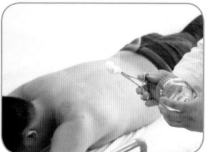

检查罐口

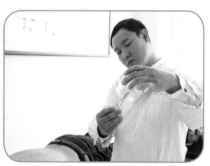

伸火于罐内

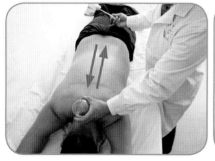

走罐

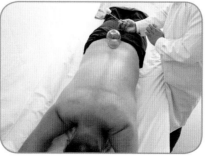

留罐

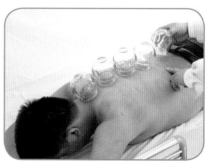

起罐

适应病症：感冒、发烧、咳嗽、头痛、腹泻、颈椎疼痛、腰椎疼痛、类风湿性关节炎、膝关节疼痛、月经不调、痛经、闭经、带状疱疹、荨麻疹、痤疮等疾病。

功效：具有逐寒祛湿、疏通经络、祛除瘀滞、行气活血、消肿止痛、解除疲劳、增强体质、调节人体阴阳平衡的作用，从而达到扶正祛邪、治愈疾病的目的。

注意事项：①拔罐时注意保暖，留罐时可用毛巾被覆盖局部。②起罐时，应先按压罐口周围的皮肤，排出负压，再起罐。③起罐后应立即用衣物覆盖，两天内不可洗澡，以免受寒，加重病情。

三、艾灸疗法

概述

灸法起源于远古，形成于秦汉，成熟于明代而衰落于清朝，《扁鹊心法》指出："人于无病时，常灸关元、气海、命门、中脘，虽未得长生，亦可保百余年寿矣。"《备急千金要方》提到以灸疗预防"瘴疠温疟毒气"。《医说·针灸》云："若要安，三里莫要干。"因为灸疗可温阳补虚，所以灸足三里可使胃气常盛，而胃为水谷之海，荣卫之所出，五脏六腑，皆受其气，胃气常盛，则气血充盈。

灸法是我国古代劳动人民在长期与疾病做斗争的过程中创造的一种疗法，是中医学最古老的疗法之一。后又随着药物学认识的深入，艾草尤其是艾叶的药用逐渐被认知，艾灸的使用范围也日益扩大。艾灸在不断发展的过程中，与中医学理论和时间相互交融，不断发展整合成目前我们认识的艾灸疗法。

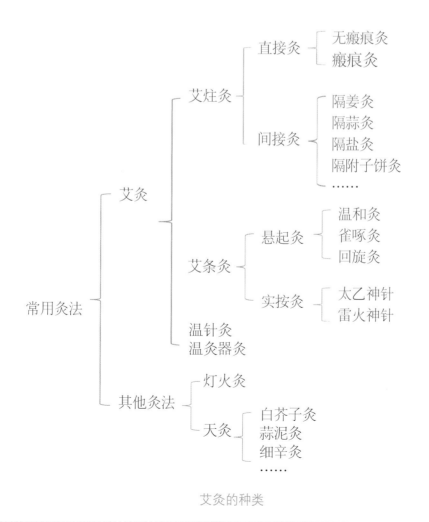

艾灸的种类

本书主要介绍常用间接灸和艾条灸两种方法。

1. 间接灸

用药物将艾炷与施灸腧穴部位的皮肤隔开，进行施灸的方法。如隔姜灸、隔蒜灸、隔盐灸、隔附子饼灸。

1.1 隔姜灸

用鲜生姜切成直径2~3厘米、厚0.2~0.3厘米的薄片，中间以针刺数孔，然后将姜片置于应灸的腧穴部位或患处，再将艾绒放在姜片上点燃施灸。当艾绒燃尽，再放上艾绒继续施灸。一般要灸完所规定的壮数，以皮肤红润而不起泡为度。本法具有温胃止呕、散寒止痛的作用。

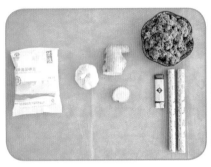

术前准备

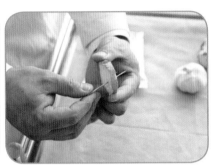

姜片刺孔

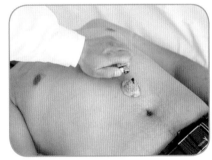

点燃艾炷

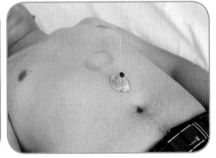

隔姜灸

1.2 隔蒜灸

用鲜大蒜头切成厚0.2~0.3厘米的薄片，中间以针刺数孔，置于应灸腧穴部位或患处，然后将艾炷放在蒜片上，点燃施灸。待艾炷燃尽，易炷再灸，直至灸完规定的壮数。本法具有清热解毒、杀虫的作用。

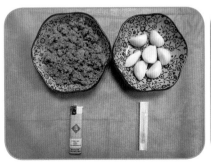

术前准备

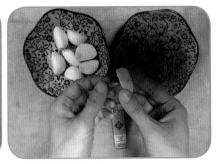

蒜片刺孔

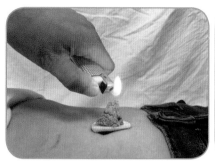

点燃艾炷

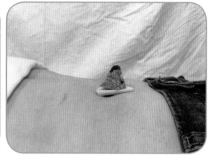

隔蒜灸

1.3 隔盐灸

用纯净的食盐填敷于脐部，或于盐上置一薄

姜片，再放置艾绒施灸。本法有回阳、救逆、固脱的作用。

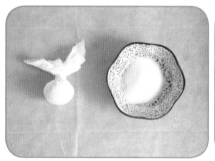

术前准备

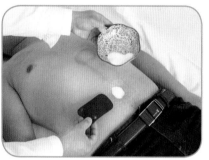

盐贴敷脐部

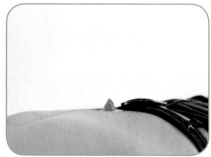

放姜片和艾炷

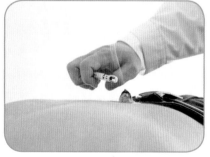

点燃艾炷

1.4 隔附子饼灸

将附子切细研末，以黄酒调和做厚约 0.4 厘米

的饼，中间用针刺孔，放于穴位上置艾炷灸之。附子辛温大热，本法有温肾壮阳等作用。

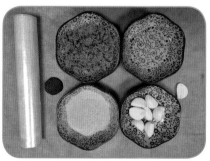

术前准备

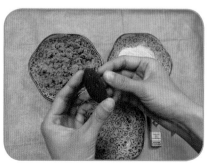

附子饼刺孔

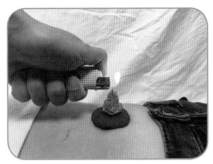

点燃艾炷

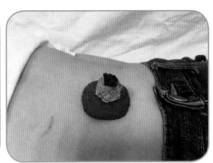

隔附子饼灸

2. 艾条灸

艾条灸施灸的常用方法分温和灸、雀啄灸和回旋灸。

2.1 温和灸

施灸时将艾条的一端点燃，将艾条对准应灸的腧穴部位或患处，距皮肤 2~3 厘米，进行熏烤。使患者局部有温热而无灼痛感为宜，一般每处灸 5~7 分钟，至皮肤红晕为度。对于昏厥、局部知觉迟钝的患者，医者可将中指、食指分开，置于施灸部位的两侧，这样可以通过医者手指的感觉来测知患者局部的受热程度，以便随时调节施灸的距离，防止烫伤。临床多用于慢性病。

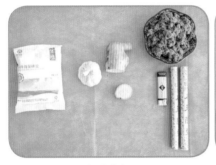

术前准备

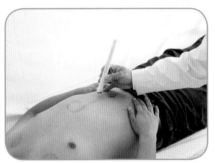

温和灸

2.2 雀啄灸

施灸时，艾条点燃的一端与施灸部位的皮肤并不固定在一定距离，而是像鸟雀啄食一样，一上一下施灸。另外也可均匀地上下或左右移动，或反复旋转施灸。临床多用于急性病。

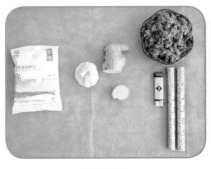

术前准备

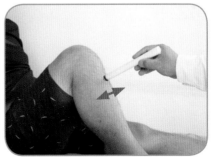

雀啄灸

2.3 回旋灸

施灸时，艾条点燃的一端与施灸部位的皮肤保持一定的距离，但不固定，而是左右移动，或反复旋转施灸。临床多用于急性病。

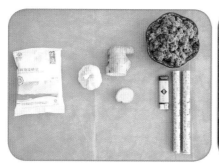

术前准备

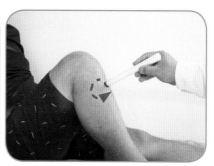

回旋灸

功效：具有通经通络、活血祛瘀、祛寒除湿、调节阴阳、回阳救逆以及防病保健的作用。

适应病症：①隔姜灸常用于因寒而至的呕吐、腹痛、腹泻及风寒痹痛等。②隔蒜灸多用于治疗瘰疬、肺结核及初起的肿疡等症。③隔盐灸多用于治疗伤寒阴证或吐泻并作，中风脱证等。④隔附子饼灸适宜治疗阳痿、早泄、遗精及疮疡久溃不敛、指端麻木等病症。

注意事项：①实热证、阴虚发热者慎灸。②血管浅表部位、头面五官部位及关节筋腱部位不宜施化脓灸。③重要器官附近、肌肉浅薄处、眼部附近不宜使用灸法。④乳头、睾丸、阴部及妊娠期女性腹部及腰骶部均不宜施灸。

四、刮痧疗法

概述

　　刮痧是我国古老的医疗方法之一，是治病保健的重要手段。刮痧运用简易的器具和简单的手法，可以起到通经络、调气血、和脏腑的功效，是一种既有养生保健，也有一定治疗疾病作用的自然疗法。

　　其主要是运用刮痧板在病变相应腧穴的皮肤进行操作，使之出现青紫充血的痧痕，由此腠理得以开启疏通，将滞于经络腧穴及相应组织、器官内的风、寒、痰、湿、瘀血、火热、脓毒等各种邪气从皮毛透达于外，使经络得以疏通。由于背部督脉和膀胱经两条侧线循行经过，所以在相应背俞穴局部会出现痧斑黑紫的现象，即反映出对应脏腑功能较弱。例如，肺俞穴刮痧后见青紫斑块状，说明肺功能减弱。一般提示寒聚血瘀所致。

　　操作方法：以刮督脉为例，用方形刮痧板的一角，板身与皮肤倾斜45°，力度均衡渗透，由上至下（大椎～骶骨）刮拭督脉，每个动作重复5~8次，直至出痧。

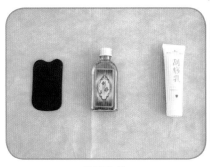
术前准备

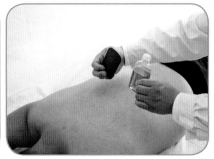
涂刮痧油

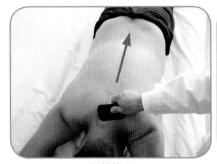
刮督脉1

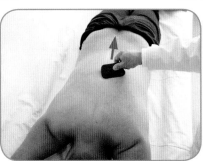
刮督脉2

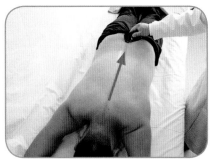
刮督脉3

　　功效：具有活血祛瘀、通经活络、行气活血、消肿止痛、祛风散寒、防病保健等作用。

　　禁忌证：①凡体表有疖肿、破溃、疮痈、斑疹和不明原因包块处禁止运用刮痧疗法。②急性扭伤、创伤的疼痛部位或骨折部位禁止刮痧疗法。③患有皮肤溃疡、血友病或白血病等血液系统疾病的人禁用刮痧疗法。④孕妇腹部、腰骶部等部位禁止刮痧。⑤下肢静脉曲张患者，不宜刮痧，若要刮痧也应谨慎，刮拭方向应从下向上，手法尽量放轻。

五、刺络放血疗法

概述

　　放血疗法的产生可追溯至远古的石器时代，最早的文字记载见于《黄帝内经》，如"刺络者，刺小络之血脉也""菀陈则除之，出恶血也"。是用针具刺破或划破人体特定的穴位和一定的部位，放出少量血液，以治疗疾病的一种方法。祖国医学认为放血疗法具有开窍泻热、活血消肿的作用，其所施行的部位并不局限于耳尖。由于耳尖相比其他部位放血更容易定位和操作，故本书只介绍耳尖放血。

　　放血疗法不仅是中医学的传统疗法，在西方医学、阿拉伯医学中也都有记载，是一种古老的全球性的传统医疗方法。其操作简单，疗效显著，故在临床上被广泛使用。本篇主要以大椎穴刺络拔罐放血及耳尖放血为例，进行演示操作。

1. 大椎穴放血

　　患者取坐位或俯卧位，在大椎穴上用碘伏消毒后，用一次性针头或消毒后的三棱针浅刺 10 针左右，并加拔火罐，留罐 5~10 分钟，取罐后擦净血液，并用碘伏再次消毒。

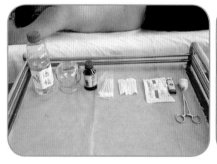
术前准备

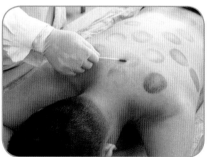
消毒

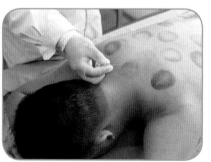
挑刺

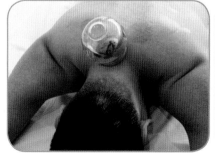
拔罐

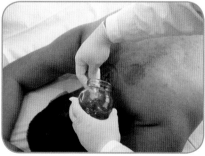
起罐

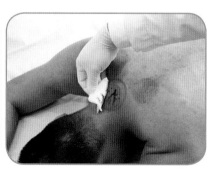
再消毒

功效：具有退热止痛、解毒泻火、消肿止痒、镇吐止泻、缓解麻木的作用，亦可用于急救。

注意事项：①首先给患者做好解释工作，消除不必要的顾虑；放血针具必须严格消毒，防止感染。②针刺放血时应注意进针不宜过深，创口不宜过大，以免损伤其他组织。③一般放血量为5滴左右，宜1日或2日1次，放血量大者，1周放血不超过2次。1~3次为1个疗程。④如出血不易停止，要采取压迫止血；本疗法仅为对症急救应用，待病情缓解后，要全面检查，再进行治疗，切不可滥用。

2. 耳尖放血

患者取坐位，操作者用碘伏将患者耳郭上方常规消毒，左手将患者耳郭折向前，取耳郭上方尖端处（耳尖穴），右手持三棱针或注射针头对准耳尖穴，迅速点刺，然后双手挤压耳尖穴局部，出血3~5滴即可。

功效：具有泻火解毒、祛风解痉、活血止痛的作用。

注意事项：①用三棱针刺时不宜刺太深。②耳尖放血以3~5滴为宜，不宜放太多。③患有各种出血性疾病，贫血、神经过敏、女性月经期及年老体弱者均不宜使用此法。④施术时注意无菌操作，操作后当天不宜洗头、洗澡，以防感染。

适应病症：瘀证、寒证、痹证、痿证、腰病、坐骨神经痛、头痛、眼痛、血栓、青少年痤疮、银屑病、湿疹等。

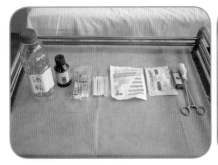

术前准备

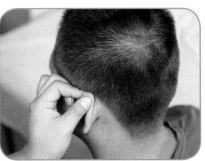

取穴

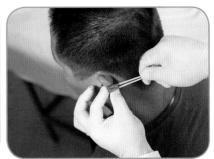

消毒

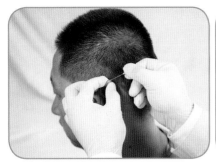

点刺

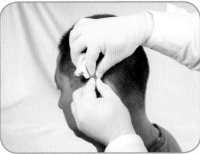

挤压

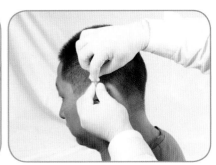

棉球按压

六、中药外敷疗法

概述

中药外敷法历史悠久，源远流长，是中医药学宝库中的瑰宝，亦是中医外治法的重要组成部分，是人们将新鲜的中草药切碎、捣烂，或者将中药末加赋形剂调匀成糊状，外敷于患处或者特定穴位的一种传统疗法。中药外敷法通过药物的直接作用和间接作用达到防病治病的目的，直接作用就是药物本身的作用，药物通过皮肤渗透和吸收，进入体内，随血液运行到达病所，发挥药理功效而防病治病。间接作用就是药物通过不断地刺激敷药部位的皮肤或穴位，来调节机体的神经、体液、组织、器官等的功能而防病治病。中药外敷法因其操作简单，适用范围广泛，故在临床上用于内、外、妇、儿、五官、皮肤科等多种病症。

操作方法：将患者需要外敷局部做清洁处理；将预先调制好的药物平摊于棉垫或者纱布上，并在药物上面加一大小相等的绵纸或者纱布；将带有药物的绵纸或者纱布敷于患处或者特定穴位上，用医用胶布或者绷带固定。

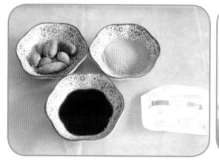
术前准备

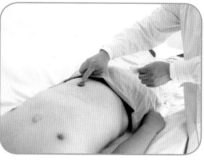
脐中放药粉

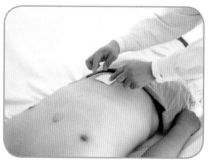
盖纱布固定

功效：临床根据所使用药物的不同，分别具有舒筋活络、祛瘀生新、消肿止痛、清热解毒、拔毒疗疮等作用。

注意事项：①调制的药物须干湿适中，厚薄均匀，一般以 0.2~0.3 厘米为宜，大小超出病变部位及特定穴位 1~2 厘米为度，但对皮肤有腐蚀性的药物仅局限于病变部位以内。②外敷之后应注意观察，如局部出现水疱，应及时寻求专业医师处理，防止皮肤继发感染。③有严重高血压、心脏病等患者，应密切观察其敷药后的反应，如有不适，立即终止治疗，并采取相应治疗措施。④患者皮肤有破损时禁用刺激性药物。

人体经络系统

概述

　　经络是经脉和络脉的总称，是运行全身气血，联络脏腑形体官窍，沟通上下内外，感应传导信息的通路系统，是人体结构的重要组成部分。经络系统由经脉和络脉组成，其中经脉包括十二经脉、奇经八脉，以及附属于十二经脉的十二经别、十二经筋、十二皮部；络脉包括十五络脉和难以计数的浮络、孙络等。它们纵横交贯，遍布全身，将人体内外、脏腑、肢节联成一个有机的整体。本篇着重介绍十二经脉和奇经八脉中的任督二脉。

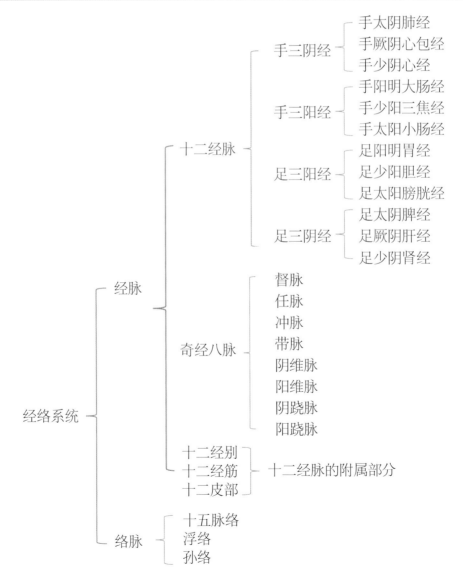

经络系统组成

一、十二经脉

概述

　　十二经脉是经络系统的主体，其名称由手足、阴阳、脏腑三部分组成，行于上肢的为手经，行于下肢的为足经，隶属于脏、循行于四肢内侧的经脉称为阴经；隶属于六腑，循行于四肢外侧的经脉称为阳经。十二经脉具有表里经脉相合，与相应脏腑络属的主要特征。包括手三阴经（手太阴肺经、手厥阴心包经、手少阴心经）、手三阳经（手阳明大肠经、手少阳三焦经、手太阳小肠经）、足三阳经（足阳明胃经、足少阳胆经、足太阳膀胱经）、足三阴经（足太阴脾经、足厥阴肝经、足少阴肾经）。

1. 十二经脉的循行走向及交接规律

　　手三阴经从胸走手，手三阳经从手走头，足三阳经从头走足，足三阴经从足走腹（胸）；阴经与阳经（互为表里）在手足末端相交，阳经与阳经（同名经）在头面部相交，阴经与阴经在胸部相交。

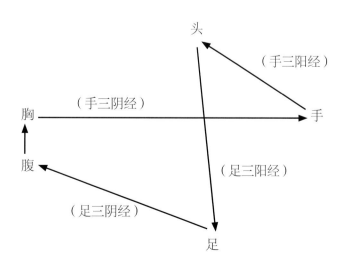

十二经脉循行走向图

2. 十二经脉的分布规律

十二经脉在体表左右对称地分布于头面、躯干和四肢，纵贯全身。六阴经分布于四肢内侧和胸腹，六阳经分布于四肢外侧和头面、躯干。

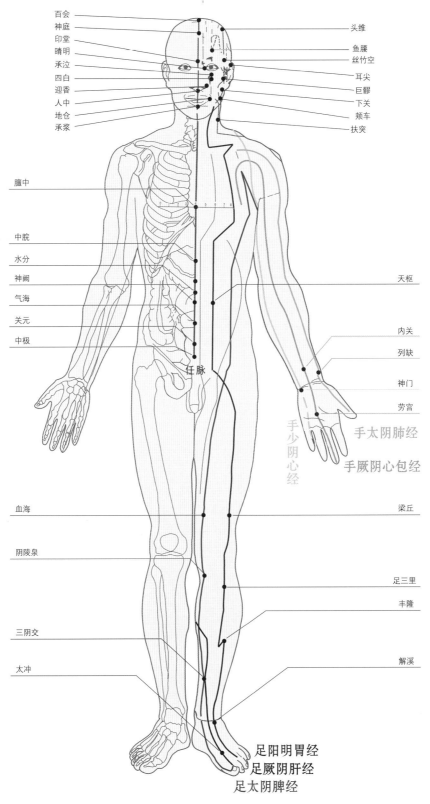

经络循行分布示意图（一）

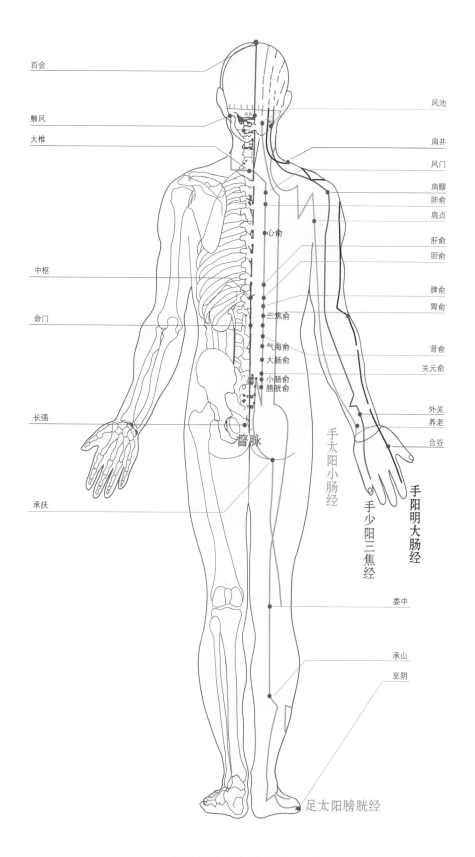

百会

翳风

大椎

中枢

命门

长强

承扶

风池

肩井

风门

肩髎

肺俞

肩贞

肝俞

胆俞

脾俞

胃俞

肾俞

关元俞

外关

养老

合谷

心俞

三焦俞

气海俞

大肠俞

小肠俞

膀胱俞

督脉

手太阳小肠经

手少阳三焦经

手阳明大肠经

委中

承山

至阴

足太阳膀胱经

经络循行分布示意图（二）

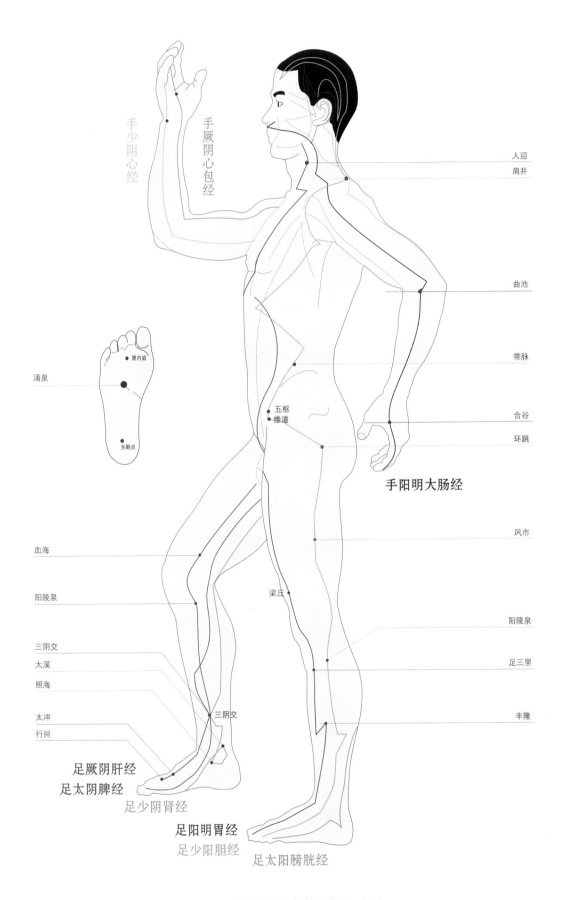

手少阴心经
手厥阴心包经
手阳明大肠经
足厥阴肝经
足太阴脾经
足少阴肾经
足阳明胃经
足少阳胆经
足太阳膀胱经

人迎
肩井
曲池
带脉
合谷
环跳
风市
阳陵泉
足三里
丰隆
梁丘

涌泉
里内庭
五枢
维道
失眠点

血海
阳陵泉
三阴交
太溪
照海
太冲
行间
三阴交

经络循行分布示意图（三）

四肢分布规律：三阴经上肢分别为手太阴肺经在前、手厥阴心包经在中、手少阴心经在后，下肢分别为足太阴脾经在前、足厥阴肝经在中、足少阴肾经在后，其中足三阴经在足内踝以下为厥阴在前、太阴在中、少阴在后，至内踝8寸以上，太阴交出于厥阴之前。三阳经上肢分别为手阳明大肠经在前、手少阳三焦经在中、手太阳小肠经在后，下肢分别为足阳明胃经在前、足少阳胆经在中、足太阳膀胱经在后。

躯干部分布规律：足少阴肾经在胸中线旁开2寸，腹中线旁开0.5寸处；足太阴脾经行于胸中线旁开6寸，腹中线旁开4寸处；足厥阴肝经循行规律性不强。足阳明胃经分布于胸中线旁开4寸，腹中线旁开2寸；足太阳膀胱经行于背部，分布于背正中线旁开1.5寸和3寸；足少阳胆经分布于身之侧面。

3. 十二经脉属络关系

十二经脉表里属络关系：十二经脉在体内与脏腑相连属，其中阴经属脏络腑，阳经属腑络脏，一脏配一腑，一阴配一阳，形成了脏腑阴阳表里属络关系。即手太阴肺经与手阳明大肠经相表里，手厥阴心包经与手少阳三焦经相表里，手少阴心经与手太阳小肠经相表里，足太阴脾经与足阳明胃经相表里，足厥阴肝经与足少阳胆经相表里，足少阴肾经与足太阳膀胱经相表里。互为表里的经脉在生理上密切联系，在病理上相互影响，在治疗时相互为用。

4. 十二经脉具体循行路线

4.1 手太阴肺经

经脉循行路线：起于中焦，向下联络大肠，回绕过来沿着胃的上口，通过横膈，属于肺脏，从肺系(肺与喉咙相联系的部位)横行出来(中府)，向下沿上臂内侧，行于手少阴经和手厥阴经的前面，下行到肘窝中，沿着前臂内侧前缘，进入寸口，经过大鱼际边缘，出拇指桡侧端(少商)。

手腕后方的支脉：从列缺穴分出，一直走向食指桡侧端(商阳)，与手阳明大肠经相接。

主治病候：本经腧穴主治喉、胸、肺病及经脉循行部位的其他病症。如咳嗽，气喘，少气不足以息，咳血，伤风，胸部胀满，咽喉肿痛，缺盆部及手臂内侧前缘痛，肩背寒冷、疼痛等证。

腧穴分布：本经腧穴分布在胸部的外上方，上肢掌面桡侧和手掌及拇指的桡侧。起于中府，止于少商，左右各11个穴位。

4.2 手阳明大肠经

经脉循行路线：本经起于食指桡侧端(商阳穴)，经过手背行于上肢外侧前缘，上肩，至肩关节前缘，向后与督脉在大椎穴处相会，再向前下行入锁骨上窝(缺盆)，进入胸腔络肺，通过膈肌下行，入属大肠。其分支从锁骨上窝上行，经颈部至面颊，入下齿中，回出夹口两旁，左右交叉于人中，至对侧鼻翼旁，经气于迎香穴处与足阳明胃经相接。

主治病候：本经腧穴主治头面、五官疾患，热病，皮肤病，肠胃病，神智病及经脉循行部位的其他病症。如腹痛，腹胀，腹鸣，腹泻，大肠功能减弱，肩膀僵硬，皮肤无光泽，肩酸，喉干，喘息，宿便，易便秘，易患痔疮，肩背部不适或疼痛，牙疼，皮肤异常，上脘异常等。

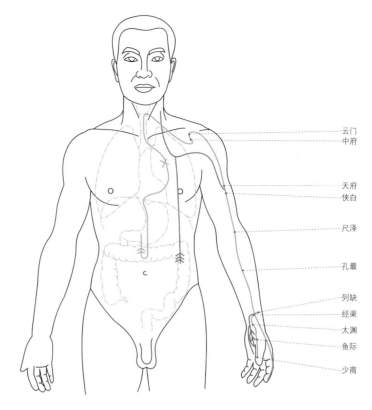

云门
中府
天府
侠白
尺泽
孔最
列缺
经渠
太渊
鱼际
少商

手太阴肺经

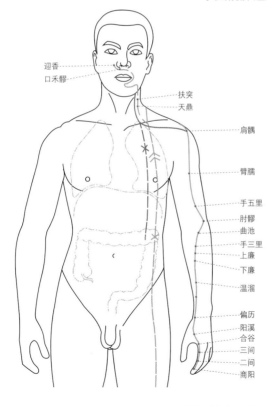

迎香
口禾髎
扶突
天鼎
肩髃
臂臑
手五里
肘髎
曲池
手三里
上廉
下廉
温溜
偏历
阳溪
合谷
三间
二间
商阳

手阳明大肠经

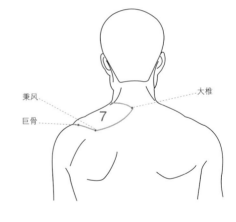

秉风
巨骨
大椎
7

腧穴分布：本经腧穴分布在上肢前外侧面、肩部、锁骨上窝、颈部、面部。起于商阳穴，止于迎香，左右各20穴。

4.3 足阳明胃经

经脉循行路线：起于鼻翼两侧（迎香），上行到鼻根部，与旁侧足太阳经交会，向下沿着鼻的

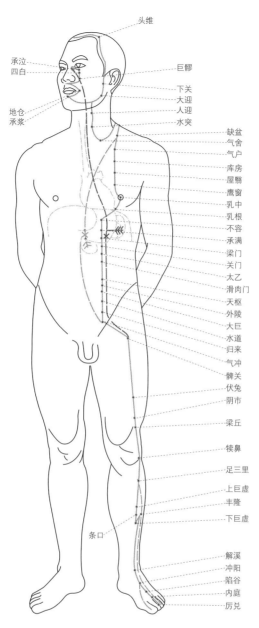
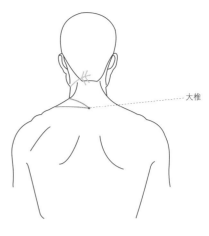

足阳明胃经

外侧（承泣），进入上齿龈内，回出环绕口唇，向下交会于颏唇沟承浆（任脉）处，再向后沿着口腮后下方，出于下颌大迎处，沿着下颌角颊车，上行耳前，经过上关（足少阳经），沿着发际，到达前额（神庭）。

面部支脉：从大迎前下走人迎，沿着喉咙，进入缺盆部，向下通过横膈，属于胃，联络脾脏。

缺盆部直行的支脉：经乳头，向下挟脐旁，进入少腹两侧气冲。

胃下口部支脉：沿着腹里向下与气冲会合，再由此下行至髀关，直抵伏兔部，下至膝盖，沿着胫骨外侧前线，下经足跗，进入第二足趾外侧端（厉兑）。

胫部支脉：从膝下3寸（足三里）处分出，进入足中趾外侧。

足跗部支脉：从跗上（冲阳）分出，进入足大趾内侧端（隐白），与足太阴脾经相接。

主治病候：本经腧穴主治胃肠病、头面、目、鼻、口、齿痛、神志病及经脉循行部位的其他病症。如肠鸣腹胀，水肿，胃痛，呕吐或消谷善饥，口渴，咽喉肿痛，鼻衄，胸部及膝髌等本经循行部位疼痛，热病，发狂等病症。

腧穴分布：本经腧穴分布在头面部、颈部、胸腹部、下肢的前外侧面。起于承泣，止于厉兑，左右各45穴。

4.4 足太阴脾经

经脉循行路线：起于足大趾末端（隐白），沿着大趾内侧赤白肉际，经过大趾本节后的第一跖趾关节后面，上行至内踝前面，再上小腿内侧，沿着胫骨后面交出足厥阴经的前面，经膝股部内侧前缘，进入腹部，属于脾，联络胃，通过横膈上行，挟咽部两旁，连系舌根，分散于舌下。

胃部支脉：向上通过横膈，流注于心中，与手少阴心经相接。

主治病候：本经腧穴主治脾胃病、妇科、前阴病及经脉循行部位的其他病症。如胃脘痛，食则呕，嗳气，腹胀便溏，黄疸，身重无力，舌根强痛，下肢内侧肿胀，厥冷等。

腧穴分布：本经腧穴分布在足大趾、内踝、下肢内侧、腹胸部第三侧线。起于隐白，止于大包，左右各 21 穴。

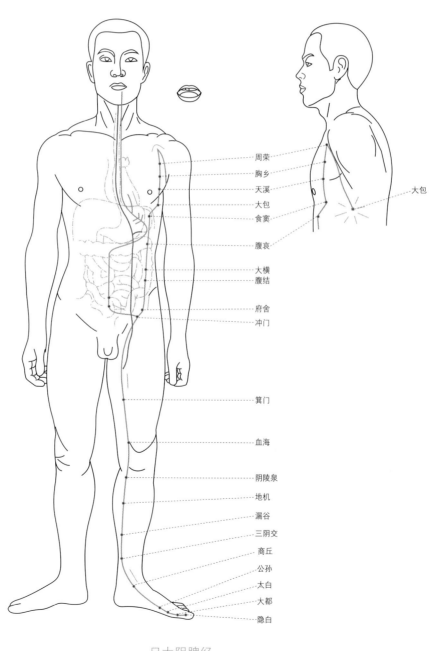

周荣
胸乡
天溪
大包
食窦
腹哀
大横
腹结
府舍
冲门
大包
箕门
血海
阴陵泉
地机
漏谷
三阴交
商丘
公孙
太白
大都
隐白

足太阴脾经

4.5 手少阴心经

经脉循行路线：起于心中，出属心系（心与其他脏器相连系的部位），通过横膈，联络小肠。

心系向上的脉：挟着咽喉上行，连系于目系眼球连系于脑的部位。

心系直行的脉：上行于肺部，再向下出于腋窝部（极泉），沿着上臂内侧后缘，行于手太阴经和手厥阴经的后面，到达肘窝，沿前臂内侧后缘，至掌后豌豆骨部，进入掌内。沿小指内侧至末端（少冲），与手太阳小肠经相接。

主治病候：本经腧穴主治心、胸、神志病及经脉循行部位的其他病症。如心痛，咽干，口渴，目黄，胁痛，上臂内侧痛，手心发热等。

腧穴分布：本经腧穴分布在腋下，上肢掌侧面的尺侧缘和小指的桡侧端。起于极泉，止于少冲，左右各9穴。

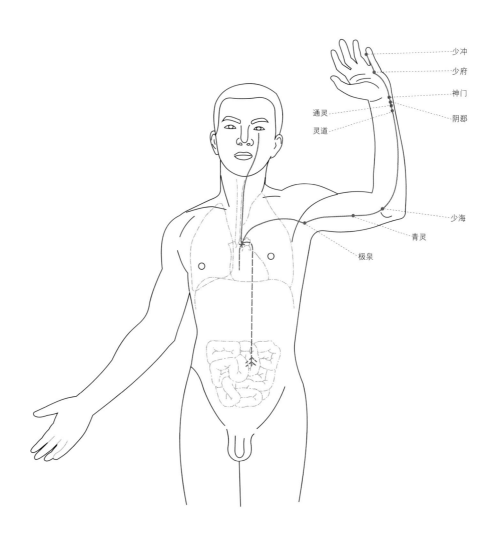

手少阴心经

4.6 手太阳小肠经

经脉循行路线：起于小指尺侧端 (少泽)，沿着手背外侧至腕部，出于尺骨茎突，直上沿着前臂外侧后缘，经尺骨鹰嘴与肱骨内上髁之间，沿上臂外侧后缘，出于肩关节，绕行肩胛部，交会于肩上，向下进入缺盆部，联络心脏，沿着食管通过横膈，到达胃部，属于小肠。

缺盆部支脉：沿着颈部，上达面颊，至目外眦，转入耳中 (听宫)。

颊部支脉：上行目眶下，抵于鼻旁，至目内眦 (睛明)，与足太阳膀胱经相接，而又斜行络于颧骨部。

主治病候：本经腧穴主治头、项、耳、目、咽喉病、热病、神志病及经脉循行部位的其他病症。如少腹痛，腰脊痛引睾丸，耳聋，目黄，颊肿，咽喉肿痛，肩臂外侧后缘痛等。

腧穴分布：本经腧穴分布在指、掌尺侧，上肢背侧面的尺侧缘，肩胛及面部。起于少泽，止于听宫，左右各 19 穴。

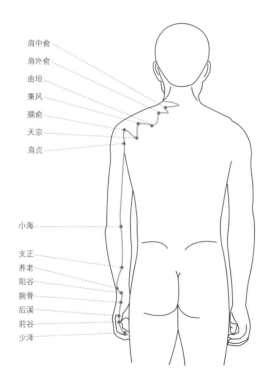

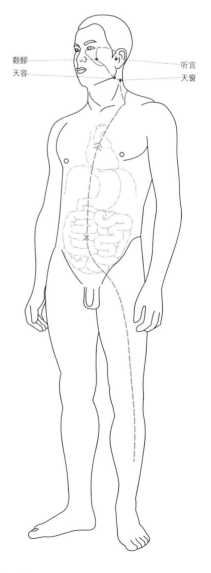

手太阳小肠经

4.7 足太阳膀胱经

经脉循行：起于目内眦 (睛明)，上额交会于巅顶 (百会，属督脉)。

巅顶部支脉：从头顶到颞颥部。

巅顶部直行的脉：从头顶入里联络于脑，回出分开下行项后，沿着肩胛部内侧，挟着脊柱，到达腰部，从脊旁肌肉进入体腔，联络肾脏，属于膀胱。

腰部的支脉：向下通过臀部，进入腘窝中。

后项的支脉：通过肩胛内缘直下，经过臀部 (环跳，属足少阳胆经) 下行，沿着大腿后外侧，与腰部下来的支脉会合于腘窝中。从此向下，通过腓肠肌，出于脚跟的后面，沿着第五跖骨粗隆，至小趾外侧端 (至阴)，与足少阴经相接。

主治病候：本经腧穴主治头、项、目、背、腰、下肢部病症及神志病。背部第一侧线的背俞穴及第二侧线相平的腧穴，主治与其相关的脏腑病症和有关的组织器官病症。如小便不通，遗尿，癫狂，疟疾，目痛，迎风流泪，鼻塞多涕，鼻衄，头痛，项、背、腰、臀部以及下肢后侧本经循行部位疼痛等证。

腧穴分布：本经腧穴分布在眼眶、头、项、背、腰部的脊柱两侧，下肢后外侧及小趾末端。起于睛明，止于至阴，左右各 67 穴。

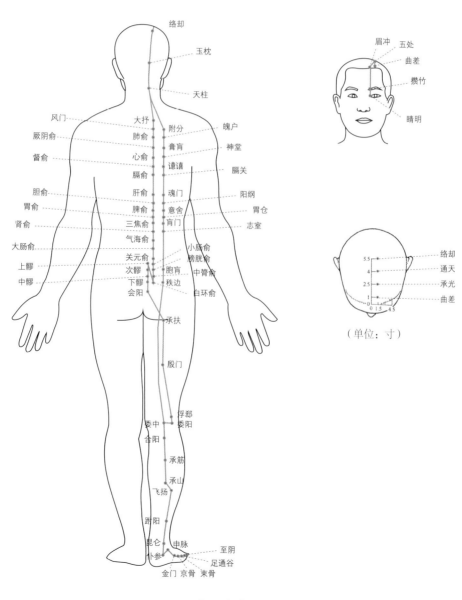

足太阳膀胱经

4.8 足少阴肾经

经脉循行路线：起于足小趾之下，斜向足心（涌泉），出于舟骨粗隆下，沿内踝后，进入足跟，再向上行于小腿内侧，出腘窝的内侧，向上行股内后缘，通向脊柱（长强，属督脉），属于肾脏（腧穴通路：还出于前，向上行腹部前正中线旁开 0.5 寸，胸部前正中线旁开 2 寸，终止于锁骨下缘俞府穴），联络膀胱。

肾脏部直行的脉：从肾向上通过肝和横膈，

进入肺，沿着喉咙，挟于舌根部。

肺部支脉：从肺部出来，联络心脏，流注于胸中，与手厥阴心包经相接。

主治病候：本经腧穴主治妇科、前阴病、肾病、肺病、咽喉病及经脉循行部位的其他病症。如咳血，气喘，舌干，咽喉肿痛，水肿，大便秘结，泄泻，腰痛，脊股内后侧痛，痿弱无力，足心热等病症。

腧穴分布：本经腧穴分布在足心，内踝后，跟腱前缘，下肢内侧后缘，腹部，胸部。起于涌泉，止于俞府，左右各 27 穴。

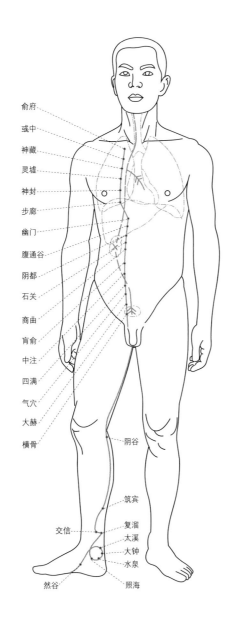
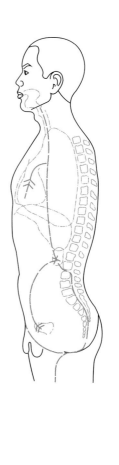
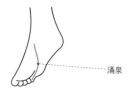

足少阴肾经

4.9 手厥阴心包经

经脉循行路线：起于胸中，出属心包络，向下通过横膈，从胸至腹依次联络上、中、下三焦。

胸部支脉：沿着胸中，出于胁部，至腋下3寸处（天池）上行到腋窝中，沿上臂内侧，行于手太阴和手少阴之间，进入肘窝中，向下行于前臂两筋（掌长肌腱与桡侧腕屈肌腱）的中间，进入掌中，沿着中指到指端（中冲）。

掌中支脉：从劳宫分出，沿着无名指到指端（关冲），与手少阳三焦经相接。

主治病候：本经腧穴主治心、胸、胃、神志病及经脉循行部位的其他病症。如心痛，胸闷，心悸，心烦，癫狂，腋肿，肘臂挛急等证。

腧穴分布：本经腧穴分布在乳旁，上肢掌侧面中间及中指末端。起于天池，止于中冲，左右各9穴。

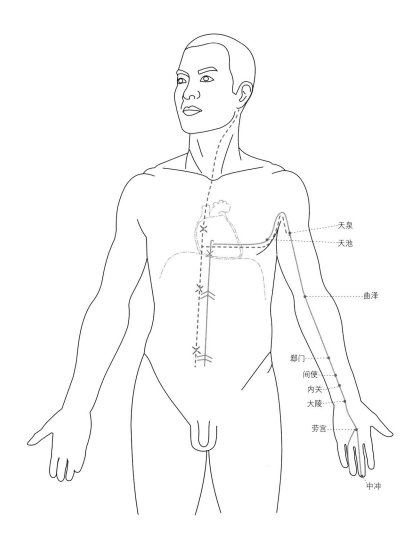

天泉
天池
曲泽
郄门
间使
内关
大陵
劳宫
中冲

手厥阴心包经

4.10 手少阳三焦经

经脉循行路线：起于无名指末端（关冲）向上出于第四、五掌骨间，沿着腕背，出于前臂外侧桡骨和尺骨之间，向上通过肘尖，沿上臂外侧，上达肩部，交出足少阳经的后面，向前进入缺盆部，分布于胸中，联络心包，向下通过横膈，从胸至腹，属上、中、下三焦。

胸中支脉：从胸直上，出于缺盆部，上走项部，沿耳后向上，出于耳部上行额角，再屈而下行至面颊部，到达眶下部。

耳部支脉：从耳后进入耳中，出走耳前，与前脉交叉于面颊部，到达目外眦（丝竹空之下），与足少阳胆经相接。

主治病候：本经腧穴主治侧头、耳、目、胸胁、咽喉病，热病以及经脉循行部位的其他病症。如腹胀，水肿，遗尿，小便不利，耳鸣，耳聋，咽喉肿痛，目赤肿痛，颊肿，耳后、肩臂肘部外侧疼痛等证。

腧穴分布：本经腧穴分布在无名指尺侧，手背，上肢外侧面中间，肩部，颈部，耳翼后缘，眉毛外端。起于关冲，止于丝竹空，左右各23穴。

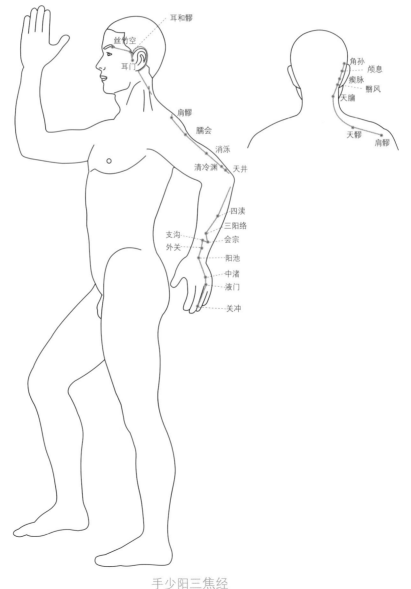

手少阳三焦经

4.11 足少阳胆经

经脉循行路线：起于目外眦（瞳子髎），向上到达额角部（颔厌），下行至耳后（风池），沿着颈部行于手少阳经的前面，到肩上交出手少阳经的后面，向下进入缺盆部。

耳部的支脉：从耳后进入耳中，出走耳前，到目外眦后方。

目部的支脉：从目外眦处分出，下走大迎，会合于手少阳经到达目眶下，下行经颊车，由颈部向下会合前脉于缺盆，然后向下进入胸中，通过横膈，联络肝脏，属于胆，沿着胁肋内，出于少腹两侧腹股沟动脉部，经过外阴部毛际，横行入髋关节部（环跳）。

缺盆部直行的脉：下行腋部，沿着侧胸部，经过季胁，向下会合前脉于髋关节部，再向下沿着大腿的外侧，出于膝外侧，下行经腓骨前面，直下到达腓骨下段，再下到外踝的前面，沿足背部，进入足第四趾外侧端（足窍阴）。

足背部支脉：从足临泣处分出，沿着第一、二跖骨之间，出于大趾端，穿过趾甲，回过来到

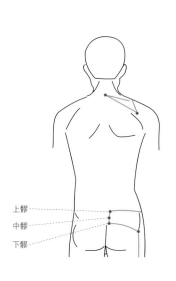

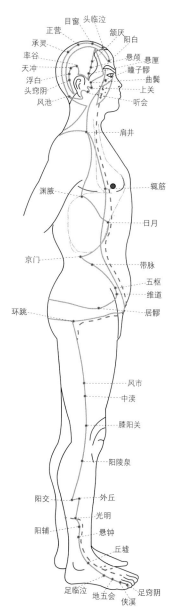

足少阳胆经

趾甲后的毫毛部（大敦，属肝经），与足厥阴肝经相接。

主治病候：本经腧穴主治侧头、目、耳、咽喉病，神志病，热病以及经脉循行部位的其他病症。如口苦，目眩，疟疾，头痛，颔痛，目外眦痛，缺盆部肿痛，腋下肿，胸、胁、股及下肢外侧痛，足外侧痛，足外侧发热等证。

腧穴分布：本经腧穴分布在目外眦，颞部，耳后，肩部，胁肋，下肢外侧，膝外侧，外踝的前下方，足第四趾端等部位。起于瞳子髎，止于足窍阴，左右各44穴。

4.12 足厥阴肝经

经脉循行路线：起于足大趾上毫毛部（大敦穴），沿着足跗部向上，经过内踝前1寸处（中封），向上至内踝上8寸处交出于足太阴经的后面，上行膝内侧，沿着股部内侧，进入阴毛中，绕过阴部，上达小腹，挟着胃旁，属于肝脏，联络胆腑，向上通过横膈，分布于胁肋，沿着喉咙的后面，向上进入鼻咽部，连接于目系（眼球连系于脑的部位），向上出于前额，与督脉会合于巅顶。

目系的支脉：下行颊里，环绕唇内。

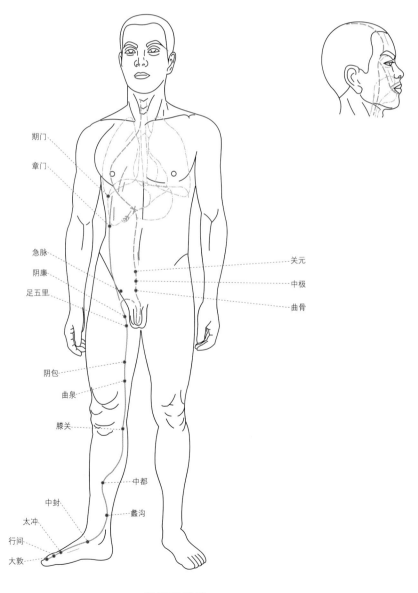

足厥阴肝经

肝部支脉：从肝分出，通过横膈，向上流注于肺，与手太阴肺经相接。

主治病候：本经腧穴主治肝病、妇科、前阴病以及经脉循行部位的其他病症。如腰痛，胸满，呃逆，遗尿，小便不利，疝气，少腹肿等证。

腧穴分布：本经腧穴分布在足背、内踝前、胫骨内侧面、大腿内侧、前阴、胁肋等。起于大敦，止于期门，左右各 14 穴。

二、奇经八脉

概 述

奇经八脉指别道奇行的经脉,有任脉、督脉、冲脉、带脉、阴维脉、阳维脉、阴跷脉、阳跷脉共8条。奇经八脉与十二正经不同,既不直属脏腑,又无表里配合关系,"别道奇行",故称为奇经八脉。奇经八脉循行分布及功能,详见表1。

表1 奇经八脉循行分布及功能

脉名	循行分布	功能
任脉	腹、胸,颏下正中,总任六阴经	调节全身阴经经气,为"阴脉之海"
督脉	腰、背,头面正中,总督六阳经	调节全身阳经经气,为"阳脉之海"
带脉	起于胁下,环腰一周,状如束带	约束纵行躯干的诸条经脉
冲脉	与足少阴经相并上行,环绕口唇,且与任、督、足阳明等经有联系	涵蓄十二经气血,为"十二经脉之海"或"血海"
阴维脉	小腿内侧,并足太阴、厥阴上行至咽喉合于任脉	调节六阴经经气
阳维脉	足跗外侧,并足少阳经上行,至项后合于督脉	调节六阳经经气
阴跷脉	足跟内侧,伴足少阴等经上行,至目内眦与阳跷脉汇合	调节肢体运动,司眼睑开合
阳跷脉	足跟外侧,伴足太阳等经上行,至目内眦与阴跷脉汇合	调节肢体运动,司眼睑开合

1. 任脉

任脉最早记载于《黄帝内经》,为人体经脉之一,属于奇经八脉,有"阴脉之海"之称。任脉起于胞中,止于下颌,共有关元、气海等24个腧穴。此经主要有调节阴经气血、调节月经的作用,主要治疗经脉循行部位的相关病症。

循行路线:任脉起于小腹内胞宫,下出会阴毛部,经阴阜,沿腹部正中线向上经过关元等穴,到达咽喉部(天突穴),再上行到达下唇内,环绕口唇,交会于督脉之龈交穴,再分别通过鼻翼两旁,上至眼眶下(承泣穴),交于足阳明经。

功能主治:总任一身之阴经调节阴经气血,为"阴脉之海"。任脉循行于腹部正中,腹为阴,说明任脉对一身阴经脉气具有总揽、总任的作用。另外，足三阴经在小腹与任脉相交，手三阴经借足三阴经与任脉相通，因此任脉对阴经气血有调节作用，故有"总任诸阴"之说。调节月经，妊养胎儿：任脉起于胞中，具有调节月经，促进女子生殖功能的作用，故有"任主胞胎"之说。

主治症候：此经腧穴通过针灸主要配合治疗少腹、脐腹、胃脘、胸、颈、咽喉、头面等局部病症和相应的内脏病症，部分腧穴有强壮作用，可治疗神志病症。

任脉所属的穴位。据《针灸甲乙经》《御纂医宗金鉴》等书载述，记有：会阴(督脉、冲脉会)、曲骨(足厥阴会)、中极(足三阴会)、关元(足三阴会)、石门、气海、阴交(冲脉会)、神阙、水分、下脘(足太阴会)、建里、中脘(手太阳、少阳、足阳明会)、上脘(手阳明、手太阳会)、巨阙、鸠尾、中庭、膻中、玉堂、紫宫、华盖、璇玑、天突(阴维会)、廉泉(阴维会)、承浆(足阳明会)。共24穴。又交会于督脉的龈交，足阳明的承泣。

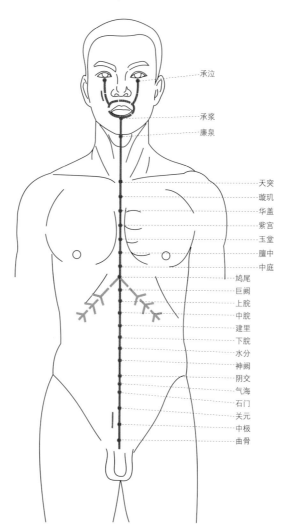

承泣

承浆
廉泉

天突
璇玑
华盖
紫宫
玉堂
膻中
中庭

鸠尾
巨阙
上脘
中脘
建里
下脘
水分
神阙
阴交
气海
石门
关元
中极
曲骨

任脉

2.督脉

经脉循行：督脉起于小腹内胞宫，下出会阴部，向后行于腰背正中至尾骶部的长强穴，沿脊柱上行，经项后部至风府穴，进入脑内，沿头部正中线，上行至巅顶百会穴，经前额下行鼻柱至鼻尖的素髎穴，过人中，至上齿正中的龈交穴。

分支：第一支，与冲、任二脉同起于胞中，出于会阴部，在尾骨端与足少阴肾经、足太阳膀胱经的脉气会合，贯脊，属肾。

第二支，从小腹直上贯脐，向上贯心，至咽喉与冲、任二脉相会合，到下颌部，环绕口唇，至两目下中央。

第三支，与足太阳膀胱经同起于目内眦，上行至前额，于巅顶交会，入络于脑，再别出下项，沿肩胛骨内，脊柱两旁，到达腰中，进入脊柱两侧的肌肉，与肾脏相联络。

结构特征：督脉起于小腹内胞宫，下出会阴部，向后行于腰背正中至尾骶部的长强穴，沿脊柱上行，经项后部至风府穴，进入脑内，沿头部正中线，上行至巅顶百会穴，经前额下行鼻柱至鼻尖的素髎穴，过人中，至上齿正中的龈交穴。督脉起于

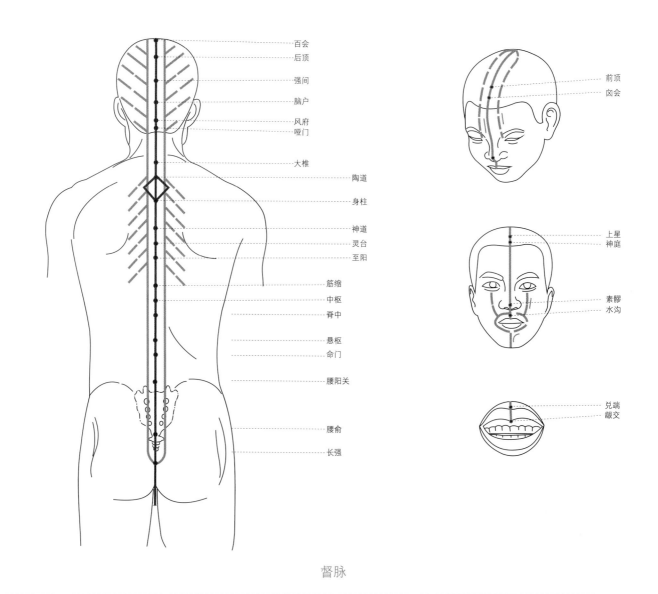

百会
后顶
强间
脑户
风府
哑门
大椎
陶道
身柱
神道
灵台
至阳
筋缩
中枢
脊中
悬枢
命门
腰阳关
腰俞
长强

前顶
囟会

上星
神庭

素髎
水沟

兑端
龈交

督脉

长强穴,止于龈交穴,单28穴,分别是长强、腰俞、腰阳关、命门、悬枢、脊中、中枢、筋缩、至阳、灵台、神道、身柱、陶道、大椎、哑门、风府、脑户、强间、后顶、百会、前顶、囟会、上星、神庭、素髎、水沟、兑端、龈交。

主治病症:神志病,热病,腰骶、背、头项局部病症及相应的内脏疾病。如颈项强痛、角弓反张等症。督脉督一身之阳气,只要是阳气衰弱都可以在督脉上找到合适的穴位进行治疗。

临床表现:脊柱强直、角弓反张、脊背疼痛、精神失常、小儿惊厥;邪犯督脉可表现为牙关紧闭,头痛,四肢抽搐,甚则神志昏迷、发热,苔白或黄,脉弦或数。督脉虚衰可表现为头昏,头重,眩晕,健忘,耳鸣,耳聋,腰脊酸软,佝偻形俯,舌淡,脉细弱。督脉阳虚可表现为背脊畏寒,阳事不举,精冷薄清,遗精,女子少腹坠胀冷痛,宫寒不孕,腰膝酸软,舌淡,脉虚弱。

十四经的分经主治既各具特点,又具有某些共性。将其归纳如表2。

表 2 十四经主治

经名	本经主治特点	二经相同主治	三经相同主治
手太阴经	肺病、喉病	/	胸部病
手厥阴经	心病、胃病	神志病	胸部病
手少阴经	心病	神志病	胸部病
手阳明经	前头病、鼻病、口病、齿病	/	咽喉病、热病
手少阳经	侧头病、胁肋病	目病、耳病	咽喉病、热病
手太阳经	后头病、肩胛病、神志病	目病、耳病	咽喉病、热病
足太阴经	脾胃病	/	前阴病、妇科病
足厥阴经	肝病	/	前阴病、妇科病
足少阴经	肾病、肺病、咽喉病	/	前阴病、妇科病
足阳明经	前头病、口齿病、咽喉病、胃肠病	/	眼病、神志病、热病
足少阳经	侧头病、耳病、胁肋病	/	眼病、神志病、热病
足太阳经	后头病、背腰病(背俞并治脏腑病)	/	眼病、神志病、热病
任脉	中风、脱证、虚证、寒证	神志病、脏腑病、妇科病	/
督脉	中风、昏迷、热病、头面病	神志病、脏腑病、妇科病	/

三、人体腧穴

概 述

腧穴是人体脏腑经络之气输注于体表的特殊部位，当人体各组织脏器和经络功能失调时，可在相应的腧穴上有所反应，同时这些腧穴又是邪气所客之处。因此可通过针刺、艾灸等对某些腧穴进行刺激，以通其经脉，调其气血，使阴阳平衡、脏腑和调，从而达到扶正祛邪的目的。

1. 腧穴的定位方法

临床治疗当中，治疗效果往往与取穴是否准确有着密切的关系，常用的定位方法有骨度分寸定位法、体表解剖标志定位法、手指同身寸定位法和简易取穴定位法四种。

1.1 骨度分寸定位法

始见于《灵枢·骨度》篇。是以骨节为主要标志测量周身各部的大小、长短，并依其比例折算尺寸作为定穴标准的方法。不论男女、老少、高矮、肥瘦都是一样。如腕横纹至肘横纹作 12 寸，也就是把这段距离划成 12 个等分，取穴就以它作为折算的标准。常用骨度折量寸表见表 3。

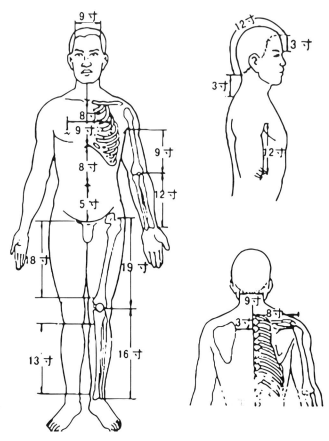

常用骨度折量寸图

表 3　常用骨度折量寸表

部位	部位起止点	折量寸	度量法	说明
头面部	前发际正中至后发际正中	12	直寸	用于确定头部经穴的纵向距离
	眉间（印堂）至前发际正中	3	直寸	用于确定前或后发际及其头部经穴的纵向距离
	后发际至第 7 颈椎棘突下（大椎）	3	直寸	用于确定前或后发际及其头部经穴的纵向距离
	前两额发角（头维）之间	9	横寸	用于确定头前部经穴的横向距离
	耳后两乳突（完骨）之间	9	横寸	用于确定头后部经穴的横向距离
胸腹部	胸骨上窝（天突）至胸剑联合中点（歧骨）	9	直寸	用于确定胸部任脉经穴的纵向距离
	胸剑联合中点（歧骨）至脐中	8	直寸	用于确定上腹部经穴的纵向距离
	脐中至耻骨联合上缘（曲骨）	5	直寸	用于确定下腹部经穴的纵向距离
	两乳头之间	8	横寸	用于确定胸腹部经穴的横向距离
	腋窝顶点至第 11 肋游离端（章门）	12	直寸	用于确定胁肋部经穴的纵向距离
背腰部	肩胛骨内缘（近脊柱侧点）至后正中线	3	横寸	用于确定背腰部经穴的横向距离
	肩峰缘至后正中线大椎以下至尾骶椎	8	横寸	用于确定肩背部经穴的横向距离
上肢部	腋前、后纹头至肘横纹（平肘尖）	9	直寸	用于确定上臂部经穴的纵向距离
	肘横纹（平肘尖）至腕掌（背）侧横纹	12	直寸	用于确定前臂部经穴的纵向距离
下肢部	耻骨联合上缘至股骨内上髁上缘	18	直寸	用于确定下肢内侧足三阴经穴的纵向距离
	胫骨内侧髁下方至内踝尖	13	直寸	用于确定下肢内侧足三阴经穴的纵向距离
	股骨大转子至腘横纹	19	直寸	用于确定下肢外后侧足三阳经穴的纵向距离（臀沟至腘横纹相当于 14 寸）
	腘横纹至外踝尖	16	直寸	用于确定下肢外后侧足三阳经穴的纵向距离

1.2 体表解剖标志定位法

体表解剖标志定位法是指以人体解剖学的各种体表标志作为依据来确定腧穴位置的方法。可分为固定标志和活动标志两类，兹分述如下：

1.2.1 固定标志 是指利用五官、毛发、爪甲、乳头、脐窝以及骨节凸起和凹陷、肌肉隆起等部位作为取穴标志而言。比较明显的标志，如鼻尖取素髎；两眉中间取印堂；两乳中间取膻中；脐旁2寸取天枢；腓骨小头前下缘取阳陵泉；俯首显示最高的第7颈椎棘突下取大椎等。在两骨分歧处，如锁骨肩峰端与肩胛冈分歧处取巨骨；胸骨下端与肋软骨分歧处取中庭等。此外，可依肩胛冈平第3胸椎棘突，肩胛骨下角平第7胸椎棘突，髂嵴平第4腰椎棘突为标志取背腰部腧穴。

1.2.2 活动标志 是指利用关节、肌肉、皮肤，随活动而出现的孔隙、凹陷、皱纹等作为取穴标志而言。如取耳门、听宫、听会等应张口；取下关应闭口。又如曲池必屈肘于横纹头处取之；取肩髃时应将上臂外展至水平位，当肩峰与肱骨粗隆间出现两个凹陷，在前方小凹陷中是穴；取阳溪穴时应将拇指跷起，当拇长、短伸肌腱之间的凹陷中是穴；取养老穴时，正坐屈肘掌心向胸，当尺骨茎突之桡侧骨缝中是穴等。这些都是在动态情况下作为取穴定位的标志，故称为活动标志。

1.3 手指同身寸定位法

指寸定位法是指依据患者本人手指所规定的分寸来量取腧穴的定位方法，又称为"手指同身寸取穴法"，常用的有中指同身寸、拇指同身寸、横指同身寸三种方法。

1.3.1 中指同身寸 此法源于《千金方》《外台秘要》，以中指末节的长度为1寸。宋代《太平圣惠方》提出："手中指第二节，内度两横纹相云一寸。"后人大多以此为准，所以称"中指同身寸"或"中指寸"。《针灸大全》更具体地说明："大指与中指相屈如环，取中指中节横纹，上下相去长短为一寸。"即以患者的中指屈曲时，中节内侧两端纹头之间作为1寸。这种方法适用于四肢及背部的横寸折算。

1.3.2 拇指同身寸 此法见于《千金要方》，说："中指上第一节为一寸，亦有长短不定者，即取于大拇指第一节横度为一寸。"即指拇指指关节之横度作为1寸。

1.3.3 横指同身寸 又称"一夫"法。夫，扶的意思。《礼记》注："辅四指曰扶。"此法亦出自《千金要方》："凡量一夫之法，覆手并舒四指，对度四指上中节上横过为一夫。"也就是将食、中、无名、小指相并，四横指为一夫，即四横指相并，以其中指第二节为准，量取四指之横度作为3寸。此法多用于下肢、下腹部和背部的横寸。

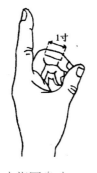 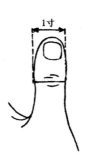 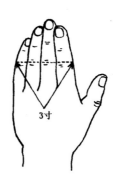

中指同身寸　　　　　拇指同身寸　　　　　横指同身寸

指寸定位法

2. 腧穴的分类

腧穴是我国古代人民在长期的抗病活动中陆续发现和逐步积累起来的。它的发展经过了以痛为腧、定位命名和分类归经等阶段。随着医疗经验的积累，肯定了一些腧穴的疗效和位置，才加以定位和命名，以便推广应用。人体的腧穴很多，大体上可以分为十四经穴、经外奇穴、阿是穴三大类。

2.1 十四经穴

十四经穴可简称为"经穴"，是指归属于十二经和任脉、督脉循行线上的腧穴，有固定的名称、位置和归经，而且有主治本经病症的共同作用，是腧穴的主要组成部分。元代滑伯仁所著的《十四经发挥》将全身的经穴按循行路线顺序排列，所载经穴名为 354 个；明代杨继洲在《针灸大成》中所载经穴名 359 个，并列举了辨证选穴的范例；清代李学的《针灸逢源》一书中确定的经穴名有 361 个。十四经穴是腧穴的主要部分，共 362 个，十四经穴有单穴和双穴之分，任、督脉位于人体前后正中，是一名一穴；十二经脉左右对称分布，是一名双穴。

2.2 经外奇穴

经外奇穴是指在十四经穴之外具有固定名称、位置和主治作用的腧穴，简称奇穴。"奇"是相对于"常"而言的，即以十四经经穴为常，它是指既有定名，又有定位，临床用之有效，但尚未纳入十四经系统的腧穴。

奇穴的分布较为分散，有的在十四经循行路线上，有的虽不在十四经循行路线上，却与经络系统有着密切的关系；有的奇穴并不指某一个部位，而是由多穴位组合成的，如十宣、四缝、华佗夹脊等。奇穴在临床治疗上针对性较强，如四缝穴治小儿疳积；百劳穴治瘰疬；十二井穴治高热昏迷等。

历代中医文献有许多关于奇穴的记载。如唐代《千金要方》载有奇穴 187 个，明代《针灸大成》专列"经外奇穴"一门，收有 35 穴。《针灸集成》汇集了 144 穴，足以说明历代医家对奇穴是颇为重视的。1985 年在香港召开的世界卫生组织亚太区第二次针灸穴名标准化工作会议上通过的经外穴名标准中，收录了以下 36 个奇穴：四神聪、当阳、印堂、鱼腰、太阳、内迎香、金律、玉液、聚泉、涌泉、耳尖、颈百劳、子宫、夹脊、胃脘下俞、痞根、腰眼、十七椎、腰奇、肘尖、二白、中泉、中魁、大骨空、小骨空、八邪、四缝、十宣、髋骨、鹤顶、膝眼、内踝尖、外踝尖、八风、独阴、气端。

奇穴的应用，主要有两个方面：一是用于治疗所在部位的病变，如气喘治哮喘、腰眼治腰痛等；其次是治疗远隔部位的疾患，如大小骨空治目疾、二白治痔疮等。奇穴的作用，同样是通过经络的传导，以调整经气的异常变化。奇穴虽然没有列入十四经腧穴系统，但其所在的部位并没有离开经络分布的领域。

2.3 阿是穴

"阿是"之称，最初见于唐代孙思邈的《千金要方》中。阿是穴即为通常所说的"压痛点"，又称为"天应穴""不定穴""压痛点"等。是一类既无固定名称，亦无固定位置，而是以压痛点或者其他反应点作为针灸的施术部位。一般都随病而定，多位于病变的附近，也可在与其距离较远的部位。它的取穴方法就是以痛为腧，即人们常说的"有痛便是穴"。临床上医生根据按压使患者出现酸、麻、胀、痛、重等感觉而予以临时认定。阿是穴无一定数量，多治疗局部病症。

3. 特定穴

特定穴是在十四经腧穴中具有特殊治疗作用，并以特定称号概括的腧穴。根据其不同的分布特点、含义和治疗作用，分成"五输穴""原穴"、"络穴""郄穴""俞穴""募穴""下合穴""八会穴""八脉交会穴"和"交会穴"等。

特定穴大概分布规律：五输穴、原穴、络穴、郄穴、八脉交会穴、下合穴在四肢肘和膝以下；募穴、背俞穴在胸腹和背腰部；八会穴以及全身经脉的交会穴在四肢躯干。

3.1 五输穴

十二正经在四肢肘、膝关节以下各有五个重要经穴，分别名为井（木）、荥（火）、输（土）、经（金）、合（水），合称"五输穴"。

五输穴歌

少商鱼际与太渊，经渠尺泽肺相连；
商阳二三间合谷，阳溪曲池大肠牵；
厉兑内庭陷谷胃，冲阳解溪三里随；
隐白大都太白脾，商丘阴陵泉要知；
少冲少府属于心，神门灵道少海寻；
少泽前谷后溪腕，阳谷小海小肠经；
至阴通谷束京骨，昆仑委中膀胱经；
涌泉然谷与太溪，复溜阴谷肾所宜；
中冲劳宫心包络，大陵间使传曲泽；
关冲液门中渚焦，阳池支沟天井索；
窍阴侠溪临泣胆，丘墟阳辅阳陵泉；
大敦行间太冲看，中封曲泉属于肝。

3.2 原穴

脏腑原气经过和留止的部位，称为"原穴"，又名"十二原"。

3.3 络穴

络脉在由经脉别出的部位各有一个腧穴，称为络穴。

十五络穴歌

人身络穴一十五，我今逐一从头举，
手太阴络为列缺，手少阴络即通里，
手厥阴络为内关，手太阳络支正是，
手阳明络偏历当，手少阳络外关位，
足太阳络号飞扬，足阳明络丰隆记，
足少阳络为光明，足太阴络公孙寄，
足少阴络名大钟，足厥阴络蠡沟配，
阳督之络号长强，阴任之络号尾翳，
脾之大络为大包，十五络脉君须记。

3.4 郄穴

经脉气血所深聚之处的地方，称郄穴。大多分布在四肢肘、膝关节以下。

十六郄穴歌

孔最温溜肺大肠，水泉京门肾膀胱，
中都外丘肝与胆，阴郄养老心小肠，
郄门会宗心包焦，地机梁丘脾胃相，
交信跗阳阴阳跷，筑宾阳交维阴阳。

3.5 背俞穴

脏腑经气输注于背腰部的腧穴。

十二背俞穴歌

三椎肺俞厥阴四，心五肝九十胆俞，
十一脾俞十二胃，十三三焦椎旁居，
肾俞却与命门平，十四椎外穴是真，
大肠十六小十七，膀胱俞与十九平。

3.6 募穴

脏腑经气结聚于胸腹部的腧穴，称为募穴。

十二募穴歌

天枢大肠肺中府，关元小肠巨阙心，
中级膀胱京门肾，胆日月肝期门寻，
脾募章门胃中脘，气化三焦石门针，
心包募穴何处取? 胸前膻中觅浅深。

3.7 下合穴

六俯之气下合于足三阳经的 6 个腧穴，又称六腑下合穴。

下合穴歌

胃经下合三里乡，上下巨虚大小肠，

膀胱当合委中穴，三焦下合属委阳，

胆经之合阳陵泉，腑病用之效必彰。

3.8 八会穴

八会穴，是指脏、腑、气、血、筋、脉、骨、髓等精气所会聚的腧穴。

八会穴歌

腑会中脘脏章门，筋会阳陵随绝骨，

骨会大杼气膻中，血会膈俞脉太渊。

4. 腧穴的主治特点

4.1 近治作用

这是一切腧穴主治作用所具有的共同特点。这些腧穴均能治疗该穴所在部位及邻近组织、器官的病症。如眼区的睛明、承泣、四白、瞳子髎，均能治疗眼病；耳区的听宫、听会、耳门、翳风等穴，皆能治疗耳病；胃部的中脘、建里、梁门等穴，皆能治疗胃病等。

4.2 远治作用

这是十四经腧穴主治作用的基本规律。在十四经腧穴中，尤其是十二经脉在四肢、肘、膝关节以下的腧穴，不仅能治疗局部病症，而且还可以治疗本经循行所及的远隔部位的脏腑、组织、器官的病症，有的甚至具有影响全身的作用。例

3.9 八脉交会穴

奇经八脉与十二正经脉气相通的八个腧穴，称为八脉交会穴。

八脉交会穴歌

公孙冲脉胃心胸，内关阴维下总同，

临泣胆经连带脉，阳维目锐外关逢，

后溪督脉内眦颈，申脉阳跷络亦通，

列缺任脉行肺系，阴跷照海隔喉咙。

3.10 交会穴

交会穴是指两经或数经相交会合的腧穴。其中主要的一经即腧穴所归属的一经称为本经，相交会的经称为他经。

如合谷穴不仅能治疗手腕部病症，而且还能治疗颈部和头面部病症，同时，还能治疗外感病的发热；足三里穴不仅能治疗下肢病症，而且对调整整个消化系统的功能，甚至对人体防卫、免疫反应方面都具有很大的作用。

4.3 特殊作用

临床实践证明，针刺某些腧穴，机体的不同状态可引起双向的良性调节作用。例如泄泻时，针刺天枢能止泻；便秘时，针刺天枢又能通便。此外，腧穴的治疗作用还具有相对的特异性，如大椎退热，至阴矫正胎位，百会具有升阳举陷的作用等，均是其特殊的治疗作用。

5. 腧穴的主治规律

腧穴的主治呈现出分经主治和分部主治的两大规律性，大体上，四肢部腧穴以分经主治为主，头身部腧穴以分部主治为主。分经主治即某一经脉所属的腧穴均可治疗该经循行部位及其相应脏腑的病症。同一经脉的不同腧穴，可以治疗本经相同的病症。如手太阴经腧穴主治肺、喉病证，

手阳明经腧穴主治头面病症等。分部主治，是指处于身体某一部位的腧穴均可治疗该部位及某类病症。由于每一条经脉所属的腧穴分部部位不同，其主治作用的范围也有差异。本篇主要介绍分经主治规律的具体特点。

小儿推拿

概述

小儿推拿学是运用中医学理论和临床，研究用手法作用于小儿体表穴位，预防和治疗儿科常见疾病的一门临床学科，是中医推拿学的重要组成部分。

一、小儿推拿发展简史

中国古代诸多医学文献中均有关于推拿疗法治疗小儿疾病的记载，并且将其作为预防小儿疾病的手段。如1500年前中国晋代的《肘后备急方》就记载了捏脊治疗小儿腹痛、厌食等疾病，1000多年前唐朝医学著作《千金要方》记载："小儿虽无病，早期常以膏摩囟上及手足心，甚辟风寒。"治疗小儿鼻塞流涕、腹痛等疾病。按摩学盛于隋唐，儿科学盛于宋。正是按摩学和儿科学的成熟，为明代小儿推拿学的形成奠定了坚实的基础。大约在500年前中国明代，系统总结前人的临床经验，编著了大量的小儿推拿专著，形成完整的独立的小儿推拿体系，完善了中医推拿学的内容。小儿推拿最早的著作《按摩经》（又称《小儿按摩经》）被收在杨继洲编的《针灸大成》（1601年）之中。书中对小儿推拿穴位，除日常通用的经络穴位之外，记载了数十个特定穴位。小儿推拿手法有十数种，除掐、揉、按外，还有推、运、搓、摇、摩等，并有复式操作法18种。清代中医小儿推拿的发展，主要表现在有关著作频繁增多和诊疗水平的日益提高。可以说小儿推拿学始于明而盛于清。《小儿推拿方脉活婴秘旨全书》

（1604年）系太医龚廷贤所著，是流传最早的单行本。其书分为三卷，对小儿推拿12手法（复式操作法）论之甚详。被誉为"推拿最善之本"。《小儿推拿秘诀》是周岳甫所编著。周岳甫，字于蕃，其著先后4次刻行，对后世影响很大。清代张振均在其所编著的《厘正按摩要术》中引用甚多。清代小儿推拿专著影响较大的，有熊应雄的《小儿推拿广意》、骆如龙的《幼科推拿秘书》、夏云集的《保赤推拿法》、徐谦光的《推拿三字经》、张振鋆的《厘正按摩要术》，此外，还有夏禹铸的《幼科铁镜》，以及陈复正的《幼幼集成》。辛亥革命以后出版的小儿推拿著作有《推拿易知》《推拿抉微》《窍穴图说推拿指南》《增图考释推拿法》《推拿捷径》《小儿百病推拿法》等十数种，还翻刻印行了一些明清时期的小儿推拿专著。

总之，明代以后500多年来，又经过中国医生的大量临床实践总结，不断对小儿推拿体系进行补充和完善，形成现有的具有良好疗效的小儿推拿疗法。

二、小儿推拿流派

1. 推拿三字经流派

该流派常用穴仅 30 余个，其手法亦较其他学派简单，归纳起来只有推、拿、揉、捣、分合、运 6 种。主张取穴少而精，还强调用"独穴"治病。

2. 孙重三推拿流派

该流派常用的穴位有 70 多个，手法以按、摩、掐、揉、推、运之法最常用，搓、摇多做辅助，手法轻巧、柔和、渗透，并继承了林氏"十三大手法"——摇斗肘、打马过天河、黄蜂入洞、水底捞月、飞经走气、按弦搓摩、二龙戏珠、苍龙摆尾、猿猴摘果、擦脐及龟尾并擦七节骨、赤凤点头、凤凰展翅、按肩井等。

3. 张汉臣推拿流派

该流派选用的穴位有 70 多个，但常用的仅 10 余个。手法有推、揉、运、分、捏等。在辨证上该流派注重扶正，祛邪亦不忘扶正，认为小儿"稚阴稚阳""邪之所凑，其气必虚"，在治病过程中必须时时顾护正气。

4. 小儿捏脊流派

该流派手法有 8 种，称为"捏脊八法"，即捏、拿、推、捻、提、放、按、揉 8 种基本手法。捏脊手法亦分补泻，捏脊从长强穴开始至大椎穴结束为补法，反之则为泻法；若捏一遍补法接着再捏一遍泻法，补泻法交叉进行则为平补平泻法。

5. 海派儿科推拿

该流派学术特色在于兼收并蓄，着重创新。该流派手法除了继承按、摩、掐、揉、推、运、搓、摇等传统八法外，还融入了上海地区的一指禅推拿、滚法推拿、内功推拿三大流派的手法，并称之为"推拿十六法"。

三、小儿生理、病理特点

1. 五脏特性

万全提出："小儿五脏之中肝有余，脾常不足，肾常虚，心热为火同肝论，娇肺遭伤不易愈。"这一论述明确提出小儿五脏特性是：肺脏娇嫩，脾常不足，肾常虚，肝常有余，心常有余。

1.1 脾常不足

生理方面：脾（胃）的形态和功能尚未完全成熟，而小儿生长发育迅速，生长旺盛，对水谷精微，营养物质的需求量相对较多，且日渐增多，故而脾胃的形态和功能与日渐增多的需求相比，在生理上就常显不足。病理方面：在小儿脾胃运化能力相对较弱的基础上，加之小儿乳食不知自节，稍有喂养失当，则易为乳食所伤而患伤食、食积、呕吐、腹痛、泄泻、疳症等脾胃病症。

1.2 肺脏娇嫩

生理方面：脾与肺为母子关系，肺气的充足需脾气的充养，小儿"脾常不足"，抗病功能较弱，难以充养肺气，故肺气亦不足，卫外不固，此即生理之肺脏娇嫩。病理方面：生理上肺的卫外功能相对不足，加之小儿寒暖不知自调，稍有护养失宜，则外邪、时疫之邪侵入，不论从口鼻而入，还是从皮毛而受，均易先犯于肺，而发感冒、咳嗽、肺炎、哮喘等肺系疾病。

1.3 肾常虚

生理方面：肾为先天之本，小儿生长发育、抗病能力及骨髓、脑髓、发、齿、耳等的发育都与肾有关。小儿先天肾气未盛，气血未充，肾气随年龄的增长逐渐充盛，即为肾常虚。病理方面：由于先天肾精未充，故小儿常见与先天肾气不足有关的疾病，如五迟、五软、遗尿、解颅等。后天患病之后，日久则较成人更易发生肾气虚衰之症。

1.4 肝常有余

生理方面：肝属木，旺于春，主生发少阳之气，生理的肝常有余是指小儿生发之气旺盛的特征。同时由于肝肾同源，生理上肝得肾水济济而不过于亢盛。病理方面：小儿易动肝风。

1.5 心常有余

生理方面：心主神明，心属火，属阳，小儿体属纯阳，生长发育迅速，心阳自然有余。病理方面：小儿患病心火易炎，邪易内陷心包，上扰神明，临床表现出烦躁不安，甚至蒙蔽心包，发生神志昏迷。

2. 生理特点

2.1 脏腑娇嫩，形气未充

"稚阴稚阳"学说："阴"指机体的精、血、津液、脏腑、筋骨、脑髓、血脉、肌肤等有形之质；"阳"是指体内脏腑的各种生理功能。稚阴稚阳学说，高度概括了小儿时期无论在物质基础还是生理功能方面，都是幼稚和不完善的，年龄越小这一特点越明显。

稚阴稚阳 = 脏腑娇嫩，形气未充

2.2 生机蓬勃，发育迅速

生机，是指生命力、活力。生机蓬勃，发育迅速，指小儿在生长发育过程中，无论在机体的形态结构方面，还是各种生理功能活动方面，都是在迅速地、不断地向着成熟完善方面发展。"纯阳"学说：高度概括了小儿在生长发育，阳充阴长过程中，表现为生机旺盛，发育迅速，好比旭日之初升，草木之方萌，蒸蒸日上，欣欣向荣的生理现象。"纯阳"并不等于"盛阳"，也不是"有阳无阴"。

纯阳＝生机蓬勃，发育迅速

2.3 "稚阴稚阳"与"纯阳"关系

从不同角度概括了小儿生理特点的两个方面。前者是用静的观点论述小儿机体柔弱，阴阳二气均幼稚不足；后者是用动的观点概括小儿在生长发育过程中，生机蓬勃，发育迅速。二者是动和静的关系，亦是对立统一的互补关系。

3. 病理特点

3.1 发病容易，传变迅速

除了先天禀赋不足和先天性疾病外，小儿脏腑娇嫩，形气未充，加之卫外功能不足，寒热不能自调，乳食不知自节，一旦护养失宜，外则易受六淫之侵，内则易为饮食所伤。因此，临床上小儿疾病以肾、肺、脾三系的疾病发病率高。小儿患病又容易出现高热、惊厥等证，不但发病容易，而且在患病之后，易于变化，出现易寒易热、易虚易实的特点，病情容易由轻变重，由重转危，出现恶化的状况。

3.2 脏气清灵，易趋康复

小儿生机蓬勃，活力充沛，脏气清灵，反应敏捷，病因比较单纯，没有七情的影响，所以在患病后，只要经过及时正确的处理，病情就会很快好转趋于康复。

四、小儿生长发育特点

关于小儿体格生长，有各项生理常数。这些生理常数，是通过大规模实际测量的数据加以统计得出的，用于临床衡量和判断儿童生长发育水平，并为某些疾病诊断和临床治疗用药提供依据。

为了实际应用的便利，又按小儿体格生长的规律，列出一些计算公式，临床可以此来推算出各年龄组儿童的生理常数。

1. 体重

体重是小儿机体量的总和。测量体重，应在清晨空腹、排空大小便、仅穿单衣的状况下进行。

小儿体重的增长不是匀速的，在青春期之前，年龄愈小，增长速度愈快。出生时体重约为3千克，出生后的前半年平均每月增长约0.7千克，后半年平均每月增长约0.5千克，1周岁以后平均每年增长约2千克。临床可用表8中的公式推算小儿体重：

表 4　各年龄段小儿体重算法

年龄	体重（千克）
＜6个月	$3 + 0.7 \times$ 月龄
7～12个月	$7 + 0.5 \times$（月龄 − 6）
1岁以上	$8 + 2 \times$ 年龄

2. 身高（长）

出生时约50厘米。生后第一年身长增长最快，约增长25厘米，其中前3个月约增长12厘米。第二年约增长10厘米。2~12岁儿童的临床身高可用以下公式推算：

身高（厘米）= $70 + 7 \times$ 年龄

身高（长）增长与种族、遗传、体质、营养、运动、疾病等因素有关。身高的显著异常是疾病的表现，此外，还有上部量和下部量的测定。12岁前上部量大于下部量，12岁以后下部量大于上部量。

3. 囟门

囟门有前囟、后囟之分。前囟是额骨和顶骨之间的菱形间隙，后囟是顶骨和枕骨之间的三角形间隙。前囟的大小是指囟门对边中点间的连线距离。前囟应在小儿出生后的12~18个月闭合。后囟部分小儿在出生时就已闭合，未闭合者正常情况应在生后2~4个月内闭合。

4. 头围

自双眉弓上缘处，经过枕骨结节，绕头一周的长度为头围。足月儿出生时头围为33~34厘米，出生后前3个月和后9个月各增长6厘米，1周岁时约为46厘米，2周岁时约为48厘米，5周岁时约增长至50厘米，15岁时接近成人，为54~58厘米。头围的大小与脑的发育有关。头围小者提示脑发育不良。头围增长过速则常提示为解颅（脑积水）。

5. 胸围

胸围的大小与肺、胸廓的发育有关。新生儿胸围约 32 厘米。1 岁时约 44 厘米，接近头围，2 岁后胸围渐大于头围。一般营养不良或缺少锻炼的小儿胸廓发育差，胸围超过头围的时间较晚；反之，营养状况良好的小儿，胸围超过头围的时间较早。

6. 牙齿

人一生有两副牙齿，即乳牙（20 颗）和恒牙（32 颗）。生后 4~10 个月乳牙开始萌出，出牙顺序是先下颌后上颌，自前向后依次萌出，唯尖牙例外。乳牙在 2~2.5 岁出齐。出牙时间推迟或出牙顺序混乱，常见于佝偻病、呆小病、营养不良等。6 岁左右开始萌出第 1 颗恒牙，自 7~8 岁开始，乳牙按萌出先后逐个脱落，代之以恒牙，最后一颗恒牙（第三磨牙）一般在 20~30 岁时出齐，也有终生不出者。2 岁以内乳牙颗数可用以下公式推算：

乳牙数 = 月龄 − 4（或 6）

7. 呼吸、脉搏

呼吸、脉搏的检测应在小儿安静时进行。

表 5　各年龄组小儿呼吸、脉搏次数

年龄（岁）	呼吸（次 /min）	脉搏（次 /min）	呼吸：脉搏
新生儿	45 ～ 40	140 ～ 120	1：3
≤ 1	40 ～ 30	130 ～ 110	1：（3 ～ 4）
2 ～ 3	30 ～ 25	120 ～ 100	1：（3 ～ 4）
4 ～ 7	25 ～ 20	100 ～ 80	1：4
8 ～ 14	20 ～ 18	90 ～ 70	1：4

8. 血压

测量血压时应根据不同年龄选择不同宽度的袖带，袖带宽度应为上臂长度的 2/3，袖带过宽测得的血压值较实际血压值低，过窄测得的血压值较实际血压值高。小儿年龄愈小血压愈低。不同年龄小儿血压正常值可用公式推算：

收缩压（mmHg）= 80+2 × 年龄

舒张压（mmHg）= 收缩压 × 2/3

五、小儿推拿常用手法

小儿脏腑娇嫩,肌肤柔弱,要求手法轻柔深透,适达病所而止,不可竭力攻伐。需进行手法练习。小儿推拿手法种类较多,很多手法和成人推拿手法相似。一些手法在名称上和成人推拿手法一样,而在具体操作上却有很大差异,如推法。有些手法只用于小儿,而成人推拿中则没有,如运法。小儿推拿手法操作的时间因手法不同而有差异。

如推法、揉法次数多,而摩法时间长,掐法则要求重、快、少,掐后继用揉法。手法必要时还可以结合使用,如按法和揉法配合应用。小儿推拿手法需和具体穴位结合使用,如清肺经(直推肺经穴)。掐、拿、捏等强刺激手法一般放在最后操作,以免刺激过强,使小儿哭闹,影响后面操作治疗。

1. 推法

1.1 直推法

以拇指桡侧缘或指面,或食、中两指指面在穴位上做直线推动。

动作要领:①直推时,手握拳,伸直拇指,或食、中二指。②肩、肘、腕关节放松,用拇指做直推法时主要靠拇指的内收和外展活动,用食、中指做推法时主要靠肘关节的屈伸活动。③推时可根据需要用双手或单手,可向上、向下推动,但无论向何方向推动均要行似直线。④推法用力较揉法轻,是在皮表进行操作,不要推挤皮下组织。⑤推法的速度,每分钟250~300次。⑥直推法和其他几种推法,在施行手法时均应用指蘸取药物。蘸取药汁时要干湿得宜,过干过湿均为不宜。

临床应用:直推法是小儿推拿常用的手法,

常用于"线"状穴位。

1.2 分推法、合推法

用两手拇指桡侧或指面,或食、中二指指面自穴位向两旁做直线或斜线分向推动,称分推法。如从穴位两端向中间推动,称合推法。

动作要领:①分推和合推时,动作应轻快,不要重推如抹法,也不要重按如按法。②向两旁分推时,既可横如直线,也可弯曲如弧线。③向两旁分推如直线时速度加快,幅度较小,每分钟250~300次;分推如弧线时,则速度稍慢,幅度较大,约每分钟200次。

临床应用:本法轻快柔和,能分利气血,适用于坎宫、大横纹、璇玑、腹、肺俞,因向左右分向推动,故而这几种操作又被称为分阴阳。

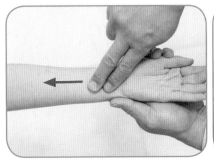

直推法

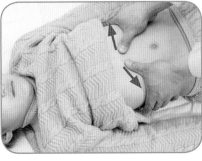

分推法

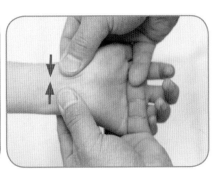

合推法

2. 揉法

用手掌大鱼际、掌根部分、拇指或中指螺纹面部分，吸定于一定部位或穴位上，做轻柔回旋揉动，称为揉法。可分为鱼际揉、掌根揉、指揉法。

动作要领：手腕放松，以腕关节连动前臂一起做回旋活动。腕部活动幅度可逐步扩大，动作要轻柔。一般每分钟200~300次。

临床应用：本法轻柔缓和，刺激小，适用于全身各部。常用于脘腹胀痛，胸闷胁痛，便秘及泄泻等胃肠道疾患，以及因外伤引起的红肿疼痛等症。具有宽胸理气，消积导滞，活血祛瘀，消肿止痛等作用。

鱼际揉常用于面部；单指揉常用于全身各部穴位；双指揉常用于乳根、乳旁、肺俞、胃俞、脾俞、肾俞（双）等；三指揉则用于脐及天枢等处；掌揉常用于脘腹，如揉中脘、揉脐。

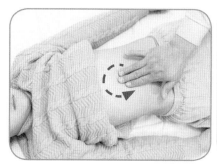
三指揉

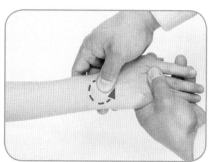
单指揉

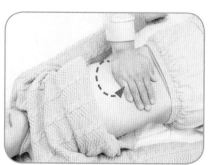
掌根揉

3. 按法

用拇指或掌根在一定的部位或穴位上逐渐向下用力按压称按法。掌按法通常用于胸腹部。临床应用时常和揉法配合使用，称按揉法。

动作要领：操作时着力部位要固定于体表，从轻到重，切忌突然加大力量。

临床应用：指按法以指代针，凡可针刺之处，均可用指按法。

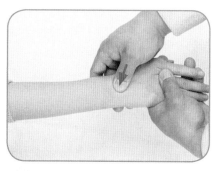
拇指按法

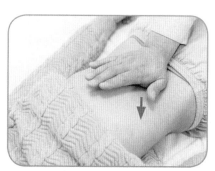
掌根按法

4. 摩法

用手掌掌面或食、中、无名指指面附着于一定部位上，以腕关节连同前臂做环形的有节律的摩擦，称为摩法。

动作要领：①肘关节微屈，腕部放松，指掌自然伸直。②指掌着力部分要随着腕关节连同前臂做盘旋活动，用力要自然。③摩动时要缓和协调。

每分钟 120 次左右。指摩稍轻快，掌摩稍重缓。

临床应用：本法刺激轻柔缓和，是胸腹、胁肋部常用手法。用以治疗脘腹疼痛，食积胀满，气滞及胸胁迸伤等症。具有和中理气，消积导滞，调节肠胃蠕动的功能。应用时可配合药物。

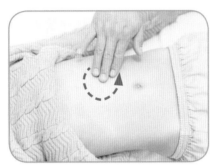

指摩法

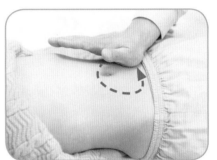

掌摩法

5. 掐法

用拇指指甲按刺穴位，称掐法。

动作要领：①手握空拳，拇指伸直，紧贴于食指桡侧缘。②用拇指指甲垂直用力按压重侧，不得抠动而掐破皮肤。

临床应用：掐法是强刺激手法之一，常用于点状穴位，为"以指代针"之法，如掐人中、掐十王、

掐老龙。主要用于开窍镇惊息风，治疗惊风抽搐。应用时使患儿感应疼痛，大声哭叫即止。掐后常继用拇指揉法，以减缓不适。掐时要逐渐用力，深透为止，注意避免掐破皮肤。

掐后轻揉局部以缓解不适之感，临床常和揉法配合，称掐揉法。

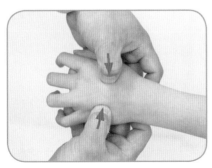

掐法 1

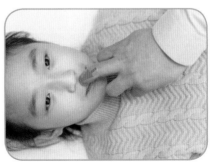

掐法 2

6. 捏法

拇、食、中三指捏拿肌肤，称捏法。捏脊法是用拇指桡侧缘顶住皮肤，食、中两指向前按，三指同时用力提拿肌肤，双手交替捻动向前推行；或用食指屈曲，用食指中节桡侧缘顶住皮肤，拇指前按，二指同力提拿肌肤，双手交替捻动向前推行。

动作要领：①捏拿肌肤不宜过多，但也不宜过少。过多则不易向前推动，过少则皮肤较痛且容易滑脱。②捏拿时手法不宜过重，但也不宜过轻。过重则手法欠灵活，过轻则不易"得气"。③捏拿时不要拧转肌肤。④操作时，当先捏肌肤、次提拿、次捻动、次推动，动作要协调。

临床应用：捏法主要用于脊柱部，故称为捏脊。又因主治疳积，所以又称为捏积。该法可强健身体和防治多种病症。所以作为一种疗法已被广泛应用。通常在应用时由下向上而行，先捏脊3遍，第4遍时要行捏三提一法，即每捏3遍，向上提拿1遍。

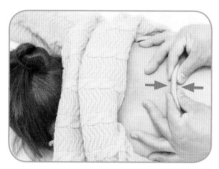
捏法

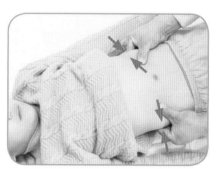
拿肚角

7. 运法

用拇指螺纹面或中指螺纹面，由此穴向彼穴或在穴周做弧形或环形推动，称运法。

动作要领：①做运推法时，宜轻不宜重，是和指端在皮表进行，不带动皮下组织。②运法宜缓不宜急，每分钟80~120次。

临床应用：运法有"向耳转为泻，向眼转为补"之说，如运太阳。

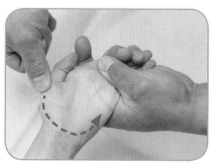
运土入水

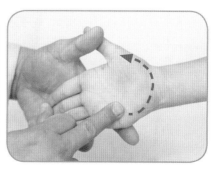
运水入土

8. 拿法

用大拇指和食、中两指，或用大拇指和其余四指做对称用力，提拿一定部位和穴位，进行一紧一松的拿捏，称为拿法。

动作要领：拿法动作要缓和而有连贯性，不要断断续续，用力要由轻到重，不可突然用力。

临床应用：拿法刺激较强，常配合其他手法，用于颈项、肩部和四肢等穴位。此法有发汗解表、止惊定搐之功，可治疗风寒感冒、惊风等。常用的推拿法有拿肩井、拿风池、拿委中、拿承山等。

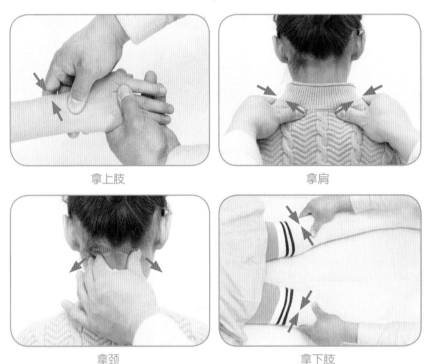

拿上肢　　　　　　　　　　拿肩

拿颈　　　　　　　　　　拿下肢

9. 搓法

用双手的掌面挟住一定部分，相对用力做快速的搓、转或搓摩，并同时做上下往返移动，称为搓法。

动作要领：双手用力要对称，搓动要快，移动要慢。搓法用于上肢时，要使上肢随手法而略微转动；搓法用于腰背、胁肋时，主要是搓摩动作。若在脐部用手往来摩挲，则称为搓脐。

临床应用：搓法适用于腰背、胁肋及四肢部。一般常作为推拿治疗的结束手法。具有调和气血，舒松脉络，放松肌肉的作用。

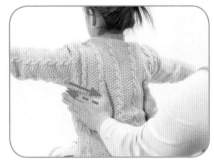

搓摩胁肋

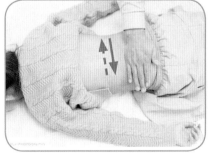

搓腰背

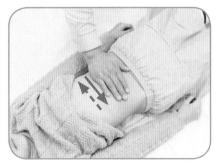

搓脐

10. 捣法

用中指指端或食指、中指屈曲后的近侧指间关节突起部为着力点，在施术部位上做有节律的点击，击后立即抬起。

临床应用：常用于小天心穴及承浆穴。

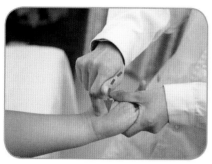
捣小天心

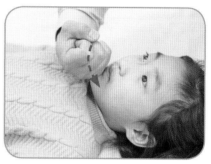
捣承浆

六、小儿推拿注意事项

主要需注意以下几点：①医者态度和蔼可亲，指甲修剪清洁，冬天保持双手温暖。②操作时以患儿左手为宜，必要时可考虑右手，手法轻重适宜，熟练运用。③操作时一般取润滑剂为介质，如冬天用姜汁类温热药物，夏秋取酒精、滑石粉之类，一可保护皮肤，二可增强疗效。根据病情，灵活掌握。④室内光线充足，空气流通，温度适宜。⑤手法以1次/日，也可2~3次/日，慢性疾病可隔日1次。⑥手法后注意避风，忌食生冷。

本书介绍的小儿常见病治疗方法中，用到的手法有直推法、分推法、捏法、摩法、按揉法、掐法、捣法等，具体操作及部位详见下编常见临床病症应用的小儿部分。

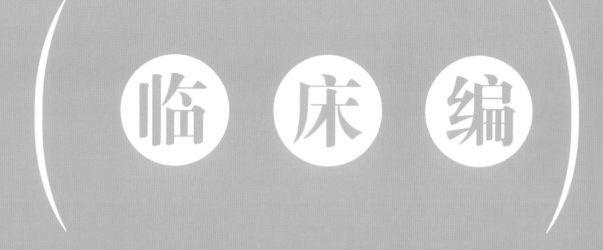

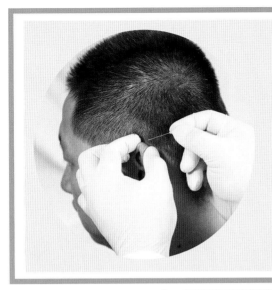

目赤肿痛

概述｜ 目赤肿痛是多种眼部疾患的急性症状之一，常常表现为眼睛发红、肿痛、羞明怕光、迎风流泪等。祖国医学认为，多由感受风热时邪、肝胆热盛等原因引起。因风热感冒、嗜食辛辣刺激食物、情绪急躁等原因引起眼睛发红、肿胀，甚至疼痛者，都属于本篇所讲范畴。

操作部位

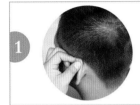

1

【耳尖穴】
在耳郭的上方，折耳向前，耳郭上方的尖端处。

操作方法　刺络放血法

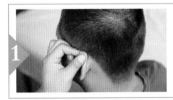

1　患者取坐位，操作者站在患者侧面，取患病眼睛的同侧耳朵（左眼患病，选取左耳尖；右眼患病，选取右耳尖）。

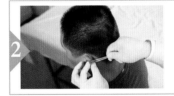

2　先将耳轮从耳垂向耳尖方向揉按2分钟使耳尖血脉充盈，然后在耳尖行常规消毒。

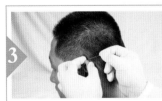

3　使用一次性注射针头，迅速点刺3针。

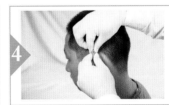

4　双手拇指、食指将血挤出3~5滴。

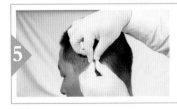

5　用干净棉球压之片刻，切勿揉按。

注意事项

患者若有传染性疾病，挤血者应戴一次性塑胶手套，并将放血使用的针具和带血棉棒进行安全处理。术后多饮水，勿揉按患侧眼部。

病案举例

杨某，男，20岁。春天迎风行路后，突然眼部不适，次日发现右侧目赤、轻微肿痛、羞明流泪，来诊。给予右侧耳尖放血，术后肿痛消失大半，不适感明显改善。

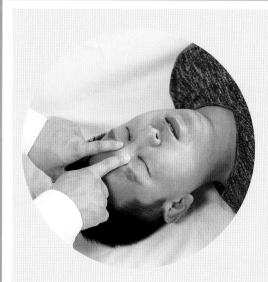

眉棱骨痛

概述 | 眉棱骨痛见于《眼科阐微》，是临床常见病，本病可单侧出现，亦可双侧发生。多见于成年人，女性多于男性。祖国医学认为，是因经气不通致眉棱骨部或兼眼眶深部胀痛的眼病，多见于感受风邪之后的患者，所谓"伤于风者，上先受之"，病位在足阳明胃经。

操作部位

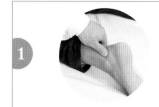

【昆仑穴】

在外踝后方，外踝尖与跟腱之间的凹陷处。

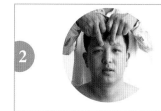

【攒竹穴】

在面部，眉头凹陷中，额切际处。

操作方法

按法、揉法、点法

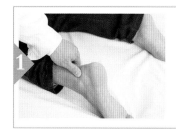

1. 取疼痛同侧昆仑穴，双侧痛取双侧。用拇指指腹按揉昆仑穴，由轻到重。

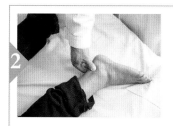

2. 以局部疼痛、酸胀，或有走窜感为佳，以患者能耐受为度，同时患者配合反复用力睁眼、闭眼、皱眉动作，以活动疼痛处，每穴按压3分钟左右为宜。

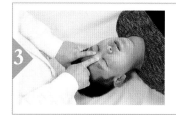

3. 点按攒竹穴，由内向外用力点按，以局部产生明显酸胀感为佳，每穴3分钟左右为宜。

注意事项

点按攒竹穴时力量由轻到重，指力稳健，力量作用于眉棱骨，切勿推按皮肤滑动。

病案举例

张某，男，35岁。深秋季节大风天气骑电动车出门，回家后即自觉前额眉骨处憋胀、疼痛。按上述方法予以点穴，同时嘱患者配合反复用力睁眼、闭眼、皱眉等，治疗后患者疼痛明显缓解，次日巩固治疗1次后未再发作。

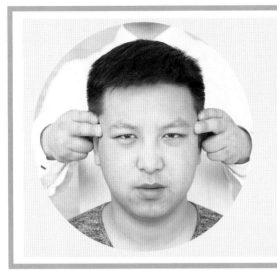

假性近视及视疲劳

概述 | 假性近视实质上不是近视，可能是正视，也可能是轻度远视，但临床表现症状与近视相似。实质上是一种眼部调节功能紊乱的状态，多由近距离用眼时间过长、未及时休息等引起。轻度视疲劳也属于本篇所讲范畴。

操作部位

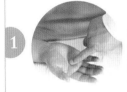
【劳宫穴】
在手掌心，当第2、3掌骨之间偏于第3掌骨，握掌屈指时中指尖处。

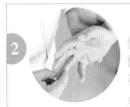
【肝穴】
位于手掌侧，无名指，第2指节中点。

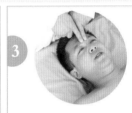
【睛明穴】
在面部，目内眦内上方眶内侧壁凹陷中。

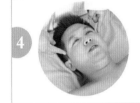
【太阳穴】
位于头部侧面，眉梢和外眼角中间向后一横指凹陷处。

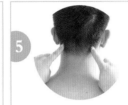
【风池穴】
位于颈部，当枕骨之下，胸锁乳突肌与斜方肌上端连接的凹陷处。

操作方法　　点法、揉法、干梳头法

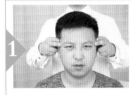
1 患者取坐位，首先双手拇指或食指点揉太阳穴。

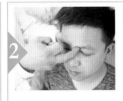
2 接着点揉睛明穴，以局部产生明显的酸胀感为佳，每穴点揉1~2分钟。

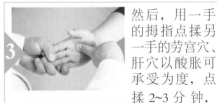
3 然后，用一手的拇指点揉另一手的劳宫穴、肝穴以酸胀可承受为度，点揉2~3分钟，然后换手点另一只手。

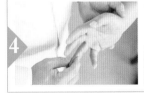
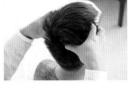
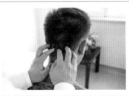
4 最后干梳头，重点梳理风池穴部位，每日可多次操作。

注意事项

点揉睛明穴时手法要轻柔。平时要减少视力负荷，一次连续近距离用眼时间不应过长；养成良好的用眼习惯，姿势端正；改善视觉环境等，只有调节好平时的用眼习惯再配合以上方法才能更快恢复视力。

病案举例 张某，男，16岁。平时视力正常，近几月因临近中考，学习任务较多，自觉看黑板时较前模糊，总是眯眼才能看清，伴双眼干涩。测裸眼视力左眼1.0，右眼0.9。嘱患者按上述方法每日自我点穴2次，并注意学习姿势。1周后随访双眼干涩明显缓解，看黑板较前轻松，中考结束后测视力均恢复正常。

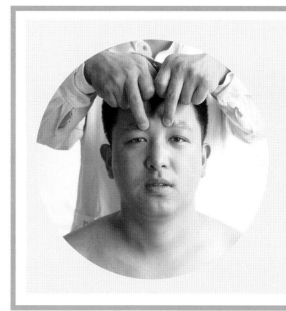

麦粒肿

概述 | 麦粒肿是眼睑腺体的急性化脓性炎症，本病常见于青少年，预后一般较好，无碍于视力，反复发作者或多发者，应该系统诊治，以免影响眼睑外观及部分功能。祖国医学认为，本病因风热外袭、热毒炽盛、脾虚湿热所致，又称之为"针眼"。

操作部位

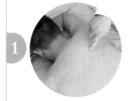
1【肩胛区阳性反应点】肩胛区按压疼痛处。

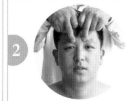
2【攒竹穴】在面部，眉头凹陷中，额切际处。

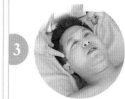
3【太阳穴】在头部侧面，眉梢和外眼角中间，向后约一横指凹陷中。

操作方法 | 刺络放血法、拔罐法

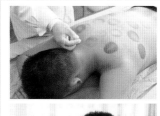
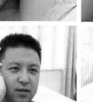
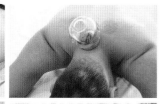
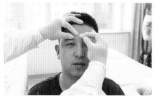

患者取俯卧位，在肩胛区域或大椎穴、攒竹穴、太阳穴附近，足太阳膀胱经循行区域，寻找状如小米粒大小的红色丘疹。丘疹稍高于皮肤，少则 1~2 个，多则数十个，用碘伏逐一消毒，用一次性注射器针头逐一刺破，并且拔罐。留罐 10~15 分钟。取罐后局部擦拭干净并用碘伏再次消毒。

注意事项

点刺放血时，注意皮肤消毒，防止感染。平时多饮开水，食用新鲜蔬菜、水果，忌食辛辣刺激食物。此操作一般不超过 3 次，操作完后，点刺部位 24 小时内避免沾水。亦可配合蝉蜕醋泡后，睡前外敷于患侧上眼睑，自然脱落即可。

病案举例　李某，女，26 岁。平时嗜食辣椒，春节期间尤为明显，节后晨起时自觉左眼疼痛难忍，照镜子发现左上眼睑边缘有一红色丘疹。来诊后在患者背部肩胛区发现多个红色丘疹，在肺俞穴、厥阴俞穴、心俞穴等处均发现多个阳性反应点。按上述方法予以点刺放血并加拔罐治疗，嘱患者每日以醋泡蝉蜕睡前敷上眼睑，忌食辛辣，多饮绿茶水。3 日后复诊症状较前缓解，再次用上述方法治疗 1 次。1 周后随访痊愈。

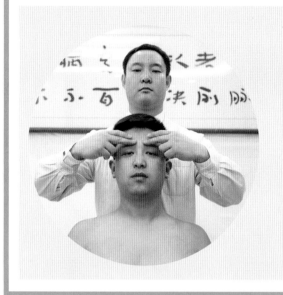

眼肌痉挛

概述 | 眼肌痉挛指眼周肌肉、眼睑不自主地抽动，常由精神压力过大、夜间睡眠不足、用眼过度等致使视神经过度兴奋所引起。本篇所讲的是排除其他器质性疾病，单纯因疲劳引起的眼肌痉挛。

操作部位

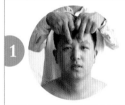
1　【攒竹穴】在面部，眉头凹陷中，额切际处。

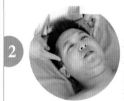
2　【太阳穴】在头部侧面，眉梢与目外眦之间，向后约一横指凹陷中。

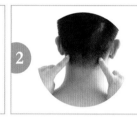
2　【风池穴】枕骨下方的两侧凹陷处。

操作方法　点法、按法

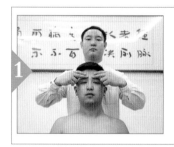
1　患者取坐位或仰卧位，操作者以双手拇或中指指端分别置于患者双侧的攒竹穴、太阳穴处。

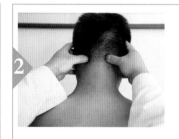
2　稍加压力点按，以患者产生酸胀感为度，可以点按10秒后稍放松2秒，然后再点按风池穴，如此反复操作3~5分钟。

注意事项

如果治疗一段时间无效者应及时到医院做相关检查以排除有无颅神经损伤。

病案举例　王某，男，30岁。平时工作多用电脑，又喜欢玩手机，近日工作较忙，自觉右眼上眼睑抽动，时发时止，一天发作数次。按上述方法予患者点按攒竹穴5分钟，并嘱患者回去后尽量避免看手机和电脑，晚上早睡。次日随访患者述发作次数明显减少，嘱其每日自我点按攒竹穴3~5分钟，劳累时可每日点按多次。半年后随访未复发。

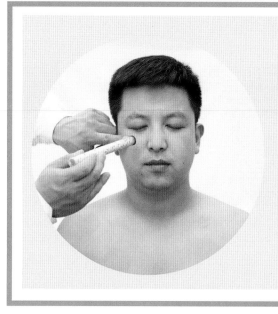

黑眼圈

概述 | 黑眼圈指由眼疲劳、熬夜及情绪波动等，导致眼周皮下血管血流速度过于缓慢而滞流，或组织供氧不足，血管中积累过多的代谢废物，造成的眼部色素沉着。年龄大的人，眼睛周围的皮下脂肪变薄，所以黑眼圈比较明显，不属于本篇治疗范畴。

操作部位

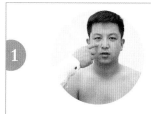

1 【四白穴】

位于人体面部，瞳孔直下，眶下孔凹陷处。

操作方法 | 点法、按法

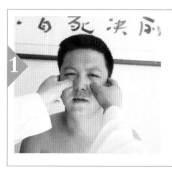

1 患者取坐位或仰卧位，闭目，操作者以双手拇或中指指端分别置于患者双侧的四白穴处，稍加压力点按，以患者产生酸胀感为度。可以点按 10 秒后稍放松 2 秒，然后再点按再放松，如此反复操作 3~5 分钟。

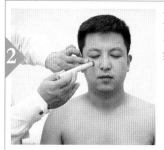

2 艾灸四白穴，至局部皮肤发红为度。

注意事项

按上述方法治疗后，亦可嘱患者用熟鸡蛋剥皮后放入银戒指一枚，在眼睛局部揉滚数次。如果排除睡眠不足、眼疲劳等因素后黑眼圈仍持续存在，应尽早到正规医院就诊，排除其他疾病。

病案举例

孙某，女，33 岁。近日因工作需要熬夜加班，照镜子时发现眼周色青。按上述方法为患者点按四白穴 5 分钟，同时嘱患者注意休息，避免熬夜。连续治疗 3 天后患者黑眼圈明显变淡，嘱患者每日睡前自我点按四白穴 3~5 分钟。1 周后随访患者黑眼圈已完全消失。

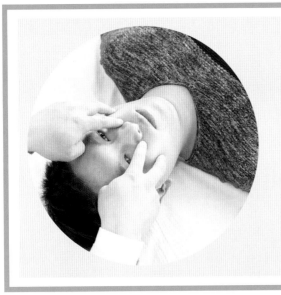

鼻 塞

概述 | 多以感冒，单纯性鼻炎，过敏性鼻炎引发的鼻腔不通的一类症状。本篇所讲主要为单纯性鼻塞症状，与慢性鼻炎稍不同，慢性鼻炎较之症状更明显，病情更重。

操作部位

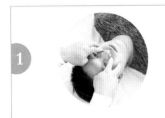

【迎香穴】

在面部，鼻翼外缘中点旁，鼻唇沟中。

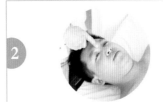

【山根穴】

在面部，目内眦连线中点与印堂之间的斜坡上。

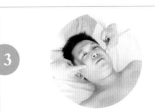

【鼻炎穴】

迎香穴旁开1寸，颧骨下缘的中点。

操作方法

点法、推法、揉法

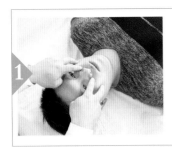

患者取仰卧位，操作者用食指与中指并拢，食指点迎香穴，中指点鼻炎穴，由内向外环形推揉5分钟。力量由轻到重，以局部产生明显酸胀感为佳。

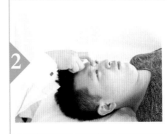

向额部方向点揉山根穴3分钟左右。

注意事项

流涕症状明显时重点揉山根穴，手法宜轻柔，因为此处结构薄弱，避免引起不必要的损伤。

病案举例

杨某，女，40岁。因服人参上火、鼻塞、头痛3日，口服消炎药未见明显效果。为其推揉迎香穴、鼻炎穴3分钟后，鼻塞症状消失，又点揉山根穴3分钟加以巩固。嘱患者饮食清淡，自己按摩以上3穴，3次/日。

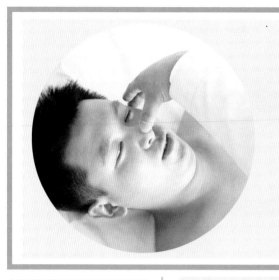

慢性鼻炎

概述 | 慢性鼻炎是鼻黏膜及黏膜下层的慢性炎症。大都伴有不同程度的鼻塞、分泌物增多，炎症持续三个月以上或反复发作，迁延不愈，间歇期亦不能恢复正常。祖国医学认为，慢性鼻炎多因肺脾气虚，肺失宣降，脾运化无力所致。本篇所讲方法重在缓解症状，长期按摩可以有效改善不适症状。

操作部位

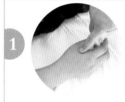

1 【合谷穴】
在手背，第1、2掌骨间，第2掌骨桡侧的中点处。或以一手的拇指指骨关节横纹，放在另一手拇、食指之间的指蹼缘上，拇指尖下是穴。

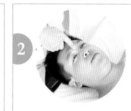

2 【山根穴】
在面部，目内眦连线中点与印堂之间的斜坡上。

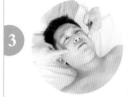

3 【颧髎穴】
在面部，颧骨下缘，目外眦直下凹陷中。

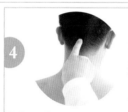

4 【风府穴】
在颈后区，枕外隆凸直下，两侧斜方肌之间凹陷中。

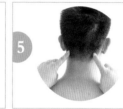

5 【风池穴】
位于颈部，当枕骨之下，胸锁乳突肌与斜方肌上端之间的凹陷处。

操作方法

点法、揉法、干梳头法

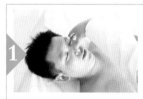 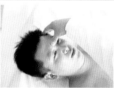

1 患者取仰卧位，先以拇指指腹由鼻尖部向鼻根部推山根穴，30次。

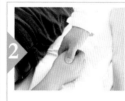

2 点揉合谷穴，以酸胀感患者能耐受为度，2~3分钟。

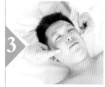

3 操作者以食指或中指点揉颧髎穴、风池穴、风府穴，以局部穴位酸胀疼痛且患者能耐受为度，每穴2~3分钟。

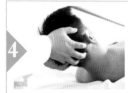

4 最后干梳头，重点疏通后枕部风池穴部位1分钟。

注意事项

平时注意鼻腔卫生，勿用力抠鼻、擤鼻涕，可用蘸有淡盐水的棉棒擦拭，避免到粉尘多或者气味比较刺激的地方去，或佩戴口罩。冬季空气温度低，PM2.5偏高时，外出佩戴口罩为佳。

病案举例

刘某，男，37岁。每年春天时鼻炎发作，喷嚏不断，眼泪汪汪，伴鼻塞、鼻腔分泌物增多，夜间休息侧卧位时，同侧鼻孔堵塞不通。患者来时鼻塞不通，按上述方法治疗后鼻腔即刻通畅，但十几分钟后鼻塞症状再次出现，嘱患者每日坚持用棉棒蘸淡盐水擦拭鼻腔，并连续治疗1周。1周后患者鼻塞症状较前缓解，每日喷嚏次数减少。嘱患者每年临近春季时来治疗1周左右，且花粉较多时出门佩戴口罩。

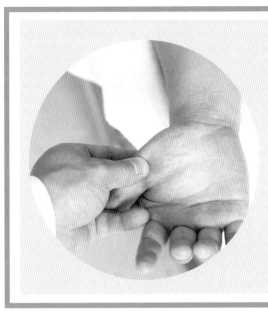

鼻出血

概述 | 鼻出血，又称为"鼻衄"。祖国医学认为，肺开窍于鼻，故鼻衄一症大多责之于肺热，其实引起鼻衄的原因还有很多，如风热、燥邪、火邪等，均可致衄。本篇所讲主要是在不经意的打喷嚏、擤鼻涕、洗脸时出现功能性鼻出血，多为单侧。

操作部位

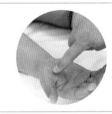

【止血穴】
大拇指掌指关节桡侧赤白肉际处。

操作方法 | 点法、压法

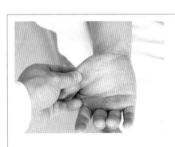

当鼻出血时，选同侧止血点，向鱼际方向点压，点压时胀痛越强烈效果越明显。

注意事项

①左侧鼻孔出血就点左侧手掌的止血点，右侧鼻孔出血就点右侧手掌的止血点。
②血小板低下者（容易出血）或伴有其他并发症，请及时去医院进一步诊治。

病案举例

苏某某，女，20岁。午后休息期间突然左侧鼻孔出血，即刻令其用右手拇指使劲点左侧止血点，疗效立竿见影，即刻止血。

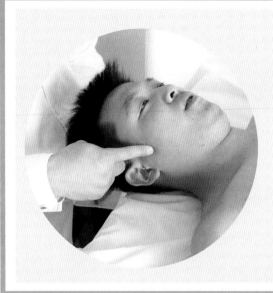

概述 | 患者自觉耳内鸣响，高音调的像笛声、蝉鸣，多属感音性；低音调的像嗡嗡声、隆隆声，多属传导性，可分为间歇性或持续性，常伴有听力下降、心神烦躁、夜间响声明显等。祖国医学认为，耳鸣多与风热之邪侵袭、肝火上扰清窍、痰火郁结耳窍、肾精亏损失养、脾胃虚弱失运等有关。器质性病变引起者，不属于本篇所讲范畴。

操作部位

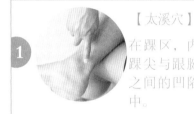
1 【太溪穴】在踝区，内踝尖与跟腱之间的凹陷中。

2 【中渚穴】在手背部，第4、5掌指关节后方凹陷处。

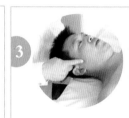
3 【下关穴】在面部，颧弓下缘中央与下颌切迹所形成的凹陷中，张口时隆起。正坐或仰卧，闭口取穴。

操作方法 | 点法、揉法

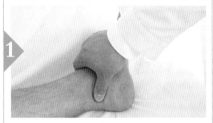
1 高音调蝉鸣响声者，可用拇指指腹顺经点揉太溪穴，使穴位局部产生麻木胀痛或放电感，左右穴位各15分钟。

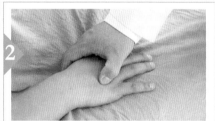
2 低音调隆隆声响者，可用拇指偏峰点揉中渚穴，使局部产生麻胀感，左右穴各15分钟。

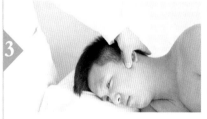
3 患者取坐位或侧卧位。用拇指点按下关穴5分钟，使下关穴处的肌肉放松。

注意事项

耳鸣为神经系统疾病，应及早治疗，避免发展为不可逆症状或导致耳聋。生活中劳逸结合，精神放松，有益于恢复。清淡饮食，调畅情志对症状缓解有很大帮助。平时可以于晨起后做鸣天鼓功能锻炼。

黄某，女，17岁。学业繁重，无明显诱因出现双侧耳鸣，鸣响声音低沉如嗡嗡声，夜间安静时尤为明显，月经后症状加重，体倦乏力。耳鼻喉科就诊未见明显器质性病变。初次来诊，针耳门、听宫、太溪、足三里、下关，症状未见明显好转。如此治疗3次后，夜间安静时症状较前轻微缓解，嘱患者治疗后按上述方法自行按摩调理，治疗5次后症状明显缓解，嘱患者继续用上述方法调理，并于晨起后、睡前多行鸣天鼓功能锻炼。

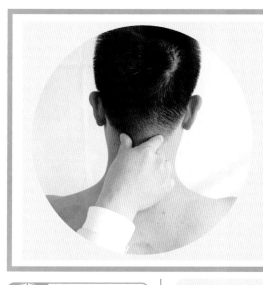

牙痛

概述 | 牙痛是指牙齿因各种原因引起的疼痛。现代医学认为，牙痛是口腔疾患中常见的症状之一，可见于龋齿、牙髓炎等。祖国医学认为，牙痛是由外感风邪、胃火炽盛、肾虚火旺、虫蚀牙齿等原因所致。由上述病因引发的牙痛症状均属于本篇所治疗范畴。

操作部位

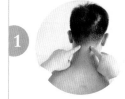

1 **【天柱穴】**
在颈后区，横平第2颈椎棘突上际，约后发际线正中旁开1.3寸，斜方肌外缘凹陷处。

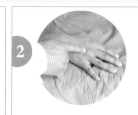

2 **【牙痛穴】**
在手背部，第3、4掌骨间，距指蹼缘1寸。

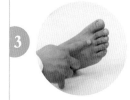

3 **【内庭穴】**
在足背，第2、3趾间，趾蹼缘后方赤白肉际处。

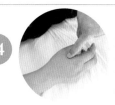

4 **【合谷穴】**
在手背，第1、2掌骨间，第2掌骨桡侧的中点处。或以一手的拇指指骨关节横纹，放在另一手拇、食指之间的指蹼缘上，拇指尖下是穴。

操作方法 | 拿法、捏法、点法、揉法

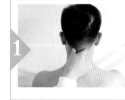

1 患者取坐位，用拇指和食指桡侧面拿捏双天柱穴，以放松疼牙侧穴位为佳，拿10分钟左右，使穴位局部有温热感或局部肌肉松弛为佳。

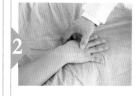

2 拿捏天柱穴后，拇指偏峰点揉与疼牙同侧的牙痛穴，开始穴位的压痛感明显，以轻手法为主，随着痛感减轻逐渐加力，点按5分钟左右。

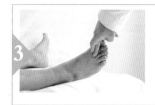

3 根据牙痛部位，下牙痛者，为胃火牙痛。食指和中指点揉内庭穴，以局部产生明显酸胀疼痛感为宜。

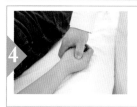

4 上牙痛者，多为大肠有热。拇指点揉合谷穴，以局部产生明显酸胀疼痛感为宜。

注意事项 | 有严重颈椎病者，拿天柱穴时一定要轻柔或不选此穴。

范某某，男，51岁。近日饮食不节，胃火牙痛，牙齿完整，牙龈微肿、伴右侧面颊肿痛。经拿天柱穴、点牙痛穴治疗后，症状明显好转。

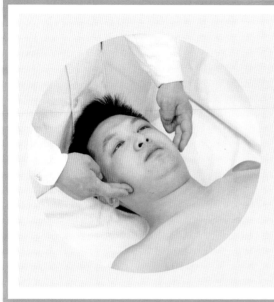

磨牙症

概述 | 磨牙症是人在睡眠当中咀嚼肌节律性收缩，上下牙齿紧紧咬合滑动，发出很响的咯吱咯吱声，醒后对自己磨牙也一无所知的一种病症。祖国医学认为，肾主骨，齿为骨之余，心藏神，足阳明胃经循行经过牙齿，故本病多与心、肾、胃等脏腑有关。

操作部位

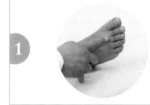

① 【内庭穴】
在足背，第2、3趾间，趾蹼缘后方赤白肉际处。

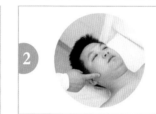

② 【颊车穴】
位于面颊部，下颌角前上方约一横指（中指），当咀嚼时咬肌隆起，按之凹陷处。

操作方法 | 点法、揉法

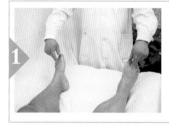

① 睡前1小时嘱患者取仰卧位，精神放松，操作者以食、中指由远端向近端推第2、3趾间隙内庭穴，双侧同时操作3分钟。

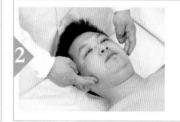

② 以食指点揉颊车穴，力量由轻到重，缓慢加力，嘱患者做腹式呼吸，吸气时力量加重，呼气时力量减轻，点揉1~2分钟，以局部产生明显酸胀为佳。

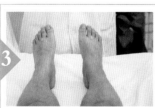

③ 或者在内庭穴贴敷绿豆或红豆。

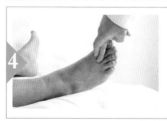

④ 睡前亦可单手点揉内庭穴。

注意事项

平时饮食宜清淡，调畅情志，睡前嘱患者口含橘子皮，忌食浓茶、咖啡、烈酒等，避免剧烈运动和较大的情绪波动，睡觉枕头不宜过低。

病案举例

高某，男，27岁。家人述睡中间断磨牙两年余，平素饮食较多，晨起时口中发臭。按上述方法予患者点按颊车穴、内庭穴各5分钟，并嘱患者回去自行贴敷绿豆。次日随访，患者家属述发作次数明显减少，嘱其每日坚持自己点按上述穴。半年后随访未复发。

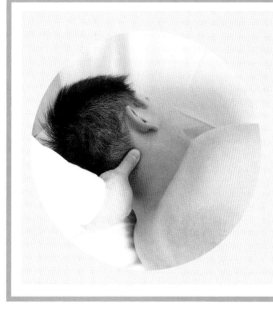

三叉神经痛

概述 | 三叉神经分为眼支、上颌支、下颌支，不扩散至后头部。三叉神经痛发作时剧烈疼痛，像闪电、刀割、火灼样疼痛，持续时间仅数秒，常引起面部肌肉抽搐，极易诱发，如微风拂面，喝水、吃饭等不经意均可引起。本篇所讲内容针对三叉神经痛发作期疼痛症状。

操作部位

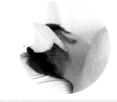

【三叉穴】

在颌后区，乳突与风池连线的中点。

操作方法　推法、按法、点法

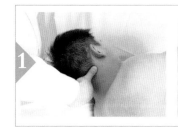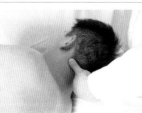

1 患者取侧卧位，疼痛侧面部向上，找准三叉穴压痛点，以三叉穴为中心用拇指面向穴位四周推按 10 分钟。

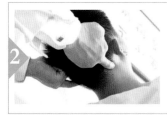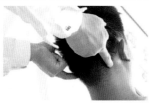

2 再让患者仰卧，用双手中指点双侧三叉穴，做头颅与身体对抗牵拉 1 分钟。

注意事项

因为三叉神经丛经颅内发出，对改善大脑血氧供给是治疗的关键。所以当人处于疲劳和紧张状态时易发作，要注意放松休息。

病案举例

李某某，男，80 岁。因老伴去世悲伤劳累过度，突发三叉神经痛，不能喝水吃饭，以右侧眶上放电样痛为主。令其左侧卧推拿三叉穴及四周 20 分钟，嘱患者喝水，无引发疼痛。回家休息一天后，随诊未复发。

颞下颌关节紊乱症

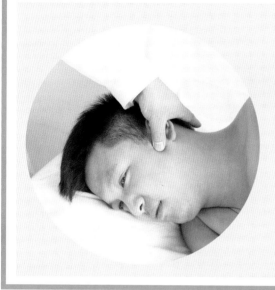

概述 | 本病为五官科功能性疾病，以下颌关节运动障碍、弹响及关节区周围疼痛，口噤不开，咀嚼困难为主症的一种疾病。多见于有习惯性嚼口香糖、反复下颌关节脱位者。近年来也有报道由于女性打瘦脸针后引起的颞下颌关节紊乱的病例。本篇所讲内容主要针对辨证属于祖国医学中受风寒、风热、肝胆湿热等引起的下颌关节疼痛、运动障碍、弹响等患者。

操作部位

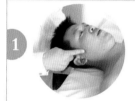

1 【下关穴】

在面部，颧弓下缘中央与下颌切迹所形成的凹陷中，张口时隆起。正坐或仰卧，闭口取穴。

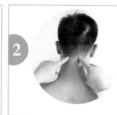

2 【天柱穴】

在颈后区，横平第 2 颈椎棘突上际，约后发际线正中旁开 1.3 寸，斜方肌外缘凹陷处。

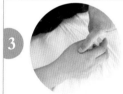

3 【合谷穴】

在手背，第 1、2 掌骨间，第 2 掌骨桡侧的中点处。或以一手的拇指指骨关节横纹，放在另一手拇、食指之间的指蹼缘上，拇指尖下是穴。

操作方法

点法、按法、捏法、艾灸法

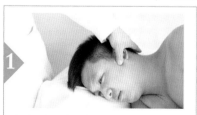

1 患者取坐位或侧卧位均可，首先用拇指点按下关穴 5 分钟左右，使下关穴处的肌肉放松。

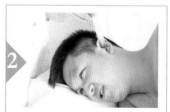

2 局部艾灸下关穴，以达温通经络之效。

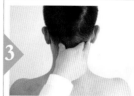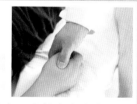

3 用拇指和食指对捏天柱穴、点按合谷穴各 5 分钟左右，力量由轻到重，重点捏患侧天柱穴，使其局部僵硬组织松弛、发热。

注意事项

忌冷硬食物，避免患侧受风寒。

病案举例 张某某，男，30 岁。因近日受风寒出现开口困难，以右侧下颌关节疼痛不适为重。触诊右侧下关穴及天柱穴处肌肉僵硬有结节，为其点按下关穴，拿捏天柱穴 15 分钟后症状好转。嘱自己参照以上方法推拿调养，2 次/日，1 周后随诊痊愈。

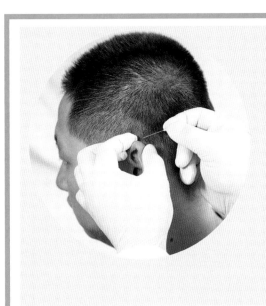

痄 腮

概述| 本病医学名称为"流行性腮腺炎"，是由病毒引起的急性传染病，腮腺肿胀1~3天到达高峰，常常导致对侧腮腺、舌下腺、颌下腺同时发病，甚至涉及胸腺、胰腺、脑膜、心、肝、肾等脏器。临床表现高热、恶风寒、头身疼痛、纳呆、呕吐等。祖国医学认为，是因感受风温邪毒，壅阻少阳经脉引起的时行疾病。

操作部位

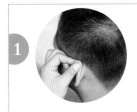

1 【耳尖穴】
在耳郭的上方，折耳向前，耳郭上方的尖端处。

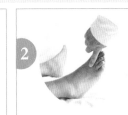

2 【陷谷穴】
在足背，第2、3跖骨结合部前方凹陷处。

操作方法 刺络放血法、艾灸法

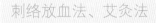

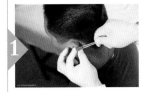 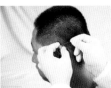 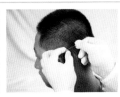 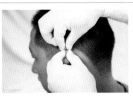 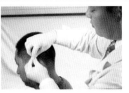

1 患者取坐位，操作者取患者双侧耳尖穴，常规消毒，用消毒后的三棱针或一次性针头浅刺3针，局部放血3~5滴。

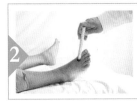

2 取双侧陷谷穴用艾条灸30分钟，使局部泛红发热，以患者能耐受为度，切勿距离太近，以免引起烫伤。

注意事项

本病主要通过飞沫传染，所以接触者最好戴口罩。在用上述疗法时，应对症给予抗病毒等相关治疗，控制病毒传变。

病案举例
杨某某，男，15岁。发热恶寒、全身酸痛、纳呆、恶心，第3天左侧腮腺肿大来诊。诊断为痄腮，为其耳尖放血后，灸陷谷穴30分钟，患者微发汗，恶寒发热症状减轻，腹部出现肠鸣声。嘱患者服普济消毒饮5剂，灸陷谷穴5天。5天后来诊，上述症状消失，腮腺局部微有压痛，再次为其耳尖放血，随诊痊愈。

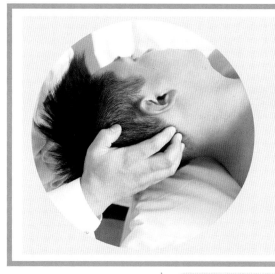

眩 晕

概述 | 眩晕是指以头晕、眼花为主症的一类病症，是人体空间定向障碍产生的旋转感、倾斜感、摇动感、头昏眼花、眼前发黑，同时可伴耳鸣、恶心、眼震、血压升高等症状。祖国医学认为，由情志不畅、饮食内伤、体虚久病、失血劳倦、外伤、手术等病因引起，导致风、火、痰、瘀上扰清窍，致使精亏血少，脑府失养而诱发本病。本篇所讲内容主要针对颈性眩晕。

操作部位

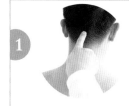

【风府穴】
在项部，当后发际正中直上1寸，枕外隆凸直下，两侧斜方肌之间凹陷中。

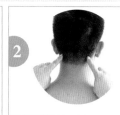

【风池穴】
在项部，当枕骨之下，与风府相平，胸锁乳突肌与斜方肌上端之间的凹陷处。

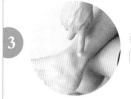

【太溪穴】
在踝区，内踝尖与跟腱之间的凹陷中。

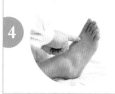

【太冲穴】
在足背，第1、2跖骨结合部之前凹陷处。以手指沿姆趾、次趾夹缝向上移压，压至能感觉到动脉搏动处。

操作方法 | 点法、拔伸法

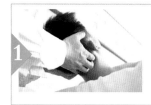

1　需两人同时配合进行。患者平卧闭目，操作者甲四指并拢微屈，双手同时点住风府、风池做向后拔伸头颅，起到手法牵引作用。

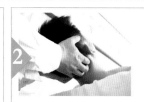

2　保持3分钟，放松1分钟，如此重复3次。

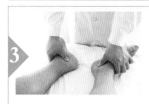

3　用拇指点拨太溪穴，使麻木放电感向姆趾处放射为佳，左右各36次。

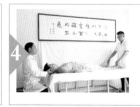

4　操作者乙用双手中指点太冲穴，使太冲穴处条索状结节变软或消失，15分钟后令患者睁眼，大多眩晕症状可以有明显好转。

注意事项

操作者牵引时，应缓缓将头顶起做轻微牵拉式即可，动作幅度不能太大。术后最好热敷颈部和腹部20分钟，不要立即起床。眩晕好转后，应去医院进行进一步检查。有脊髓型颈椎病者，不宜使用本篇所讲方法。

病案举例

鲁某某，女，50岁。由于长期伏案工作，颈部不适数年，偶伴眩晕。今眩晕症状加重，不能站立行走，来院诊断为颈性眩晕。经颈部点穴牵引，拨太溪、点太冲15分钟后症状明显好转，可站立行走。嘱回家休息，治疗7次后痊愈。

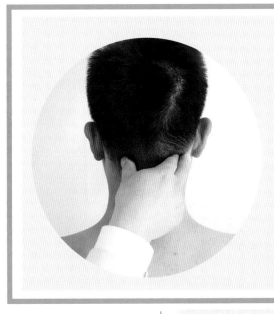

概述 | 常因白天疲劳，夜间过度沉睡，使颈部肌肉长时间处于紧张状态或慢性劳损所致，再加长时间伏案工作或颈椎小关节紊乱，也可引起以上症状，统称落枕。祖国医学认为，本病乃感受风寒之邪侵袭，引起经络不通，不通则痛，导致颈部不能俯仰转动。

落 枕

操作部位

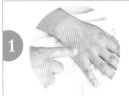

【中渚穴】

在手背部，第4、5掌指关节后方凹陷处。

1

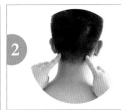

【风池穴】

在项部，枕骨之下、与风府相平，胸锁乳突肌与斜方肌上端之间的凹陷处。

2

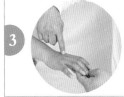

【落枕穴】

在手背侧、第2、3掌骨之间，掌指关节向后约0.5寸处。

3

操作方法

点法、揉法

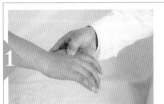

1

患者取坐位，操作者取患者落枕的同侧穴位（左边落枕，选取左手中渚穴；右边落枕，选取右手中渚穴）。

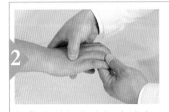

2

操作者以拇指点揉中渚穴、落枕穴，由轻到重、由浅到深，使穴位局部产生明显麻木胀痛的感觉，边点揉边嘱患者活动颈部。

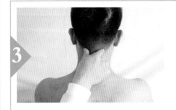

3

点揉20分钟左右，随着穴位局部胀痛感减轻，颈部的活动范围也会增大。最后，拇指、食指点揉风池穴，3分钟左右。

注意事项

落枕早期因局部经脉阻滞，肌肉肿胀，一般慎用局部按摩。可以在家自行热敷，枕头不宜过软。

病案举例

李某某，女，35岁。晨起颈部不适、疼痛逐渐加剧，在外出上班的路上突然颈部不能转动，来院就诊，诊断为落枕。患者取坐位，为其点揉中渚穴，并嘱活动颈部20分钟后，颈部活动自如，疼痛明显减轻。

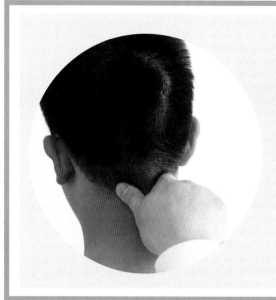

颈源性头痛

概述 | 颈源性头痛以后枕部为主，恶风寒、颈项强痛、腰背僵硬，常伴有打喷嚏、流鼻涕、目眶酸胀等。《灵枢经·厥病》曰："厥头痛项先痛，腰背为应，先取天柱。"祖国医学认为，"伤于风者，上先受之""巅高之上，唯风可到"，头为"清阳之府"，人体感受风寒邪气，导致气血不畅而发为头痛。

操作部位

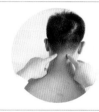

【天柱穴】

在颈后区，横平第2颈椎棘突上际，约后发际线正中旁开1.3寸，斜方肌外缘凹陷处。

操作方法 | 捏法、拿法

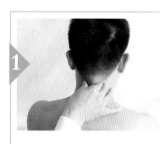

1 患者取坐位，操作者立于其后，用拇指与食指的第1指关节处捏拿双侧天柱穴，手法宜轻柔，逐渐放松天柱穴处的肌肉。

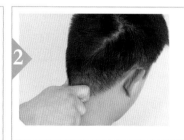

2 大约拿捏10分钟，以局部微微发热，头痛及外感症状减轻为佳。

注意事项

手法宜轻柔，重手法可导致局部组织水肿加重，治疗后嘱喝姜糖水发汗，以加强疗效。

病案举例

段某某，女，30岁。长期伏案工作，近日又受风寒头痛、恶风、项强、眼睛困胀、打喷嚏来诊。为其拿捏天柱穴5分钟后，眼困症状消失，推拿10分钟后颈部活动自如，头痛有明显好转，嘱回家温服姜糖水。次日随诊未复发。

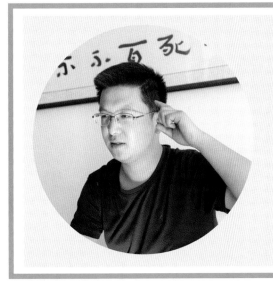

血管紧张性头痛

概述 | 因头部及上肢血管功能障碍而出现头部血管扩张或收缩，呈跳痛、灼痛、肿痛，多在咳嗽、月经前后、大便时症状加重。祖国医学认为，长期精神紧张、忧郁、肝气郁结、肝失疏泄、头部络脉失于条达拘急而发为疼痛。

操作部位

1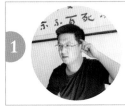
【阿是穴】
选取患者身体上的某些压痛点或疼痛局部作为施术部位。

2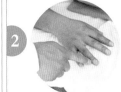
【关冲穴】
在手指，第4指末节尺侧，指甲根角侧上方0.1寸。

2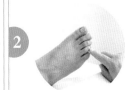
【足窍阴穴】
足第4趾末节外侧，距趾甲角0.1寸。

操作方法 | 刺络放血法

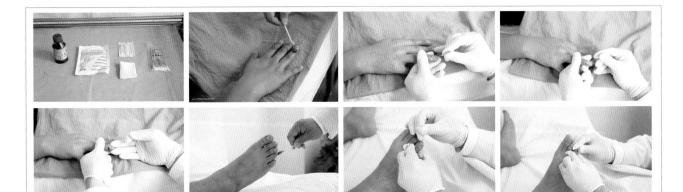

患者取仰卧位，上述穴位局部常规消毒，用一次性针头点刺放血，挤压出血10滴左右，点刺穴位不分先后。

注意事项

点刺不可太深，局部浅刺破皮即可。点刺放血时，注意皮肤消毒，防止感染。患有血小板减少症、血友病等有出血倾向疾病的患者以及晕血者、血管瘤患者，一般禁止用本疗法。贫血、低血压、孕期和过饥过饱、醉酒、过度疲劳者，不宜使用本疗法。操作完点刺部位24小时内避免沾水。

病案举例

张某某，男，35岁。因近日生活不规律，熬夜后出现右侧太阳穴处血管跳痛，咳嗽时加重。伴有心烦、口渴、恶心、失眠。为其阿是穴、关冲穴、足窍阴穴点刺放血后症状明显减轻。

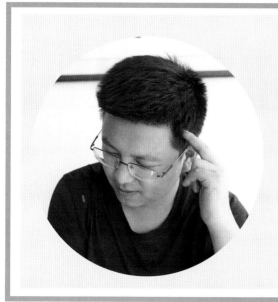

神经性偏头痛

概述 | 临床主要表现为一侧头痛，头痛为放射性麻痛、窜痛、胀痛，偶尔伴有食欲不振、恶风寒、急躁易怒，多在精神紧张时加重。祖国医学认为，平素性情急躁易怒、肝阳上亢、气郁化火、日久肝阴被耗、气壅脉满、清阳受扰而头痛。

操作部位

1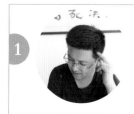
【阿是穴】
选取患者身体上的某些压痛点或疼痛局部作为施术部位。

2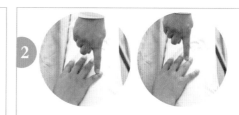
【经验效穴】
小指与无名指末节指关节。

操作方法 | 扫散法、点法、揉法

1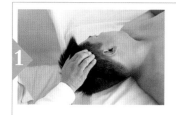
患者取仰卧位，操作者左手固定患者健侧头部，右手在阿是穴（即疼痛部位）做扫散法，即四指并拢屈曲，紧贴头皮上下来回扫散 10 分钟左右，频率快慢结合，不宜大幅度晃动头部使患者产生不适感。

2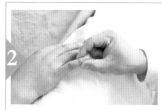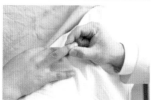
操作者找到与头痛同侧的小指和无名指的末节指关节压痛处，用另一只手的拇指和食指相对用力点揉压痛点 5 分钟左右，以患者耐受及局部出现发热感为佳。

注意事项
扫散时，要紧贴头皮，不可纠缠头发，频率要快幅度要小，手法的力点在疼痛局部，不可带动全头部而使患者产生不适感。

病案举例
武某某，男，40 岁。近日劳累，事务繁重并生气，晨起后出现左侧耳后偏头痛，呈窜痛，伴有心烦、恶风、多梦。为其耳后疼痛处，用扫散法，力量由轻到重，快慢结合，5 分钟后局部压痛减轻，又点揉同侧小指末节指关节处压痛点，刚开始疼痛难忍，点约 5 分钟时局部有热感，疼痛消失。头部的疼痛感也随之消失。

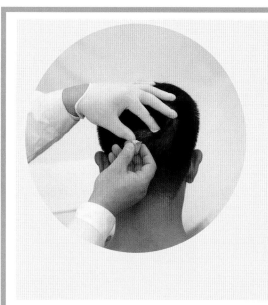

斑 秃

概述 | 斑秃又称"鬼剃头"，睡醒后发现脱掉一片头发，常为规则的圆形，局部皮肤正常，无自觉症状。祖国医学无斑秃之病名，依据其临床主证，多归属"油风"范畴。本病的文献记载，可追溯到《黄帝内经》和《难经》时代。目前尚不明确发病机理，但与过度精神紧张、机体劳累、情志抑郁、免疫力低下有一定关系。

操作部位

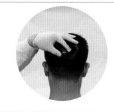

【斑秃局部】
斑秃局部位置。

操作方法　　刺络放血法

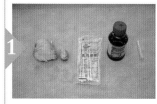
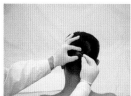
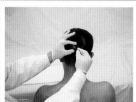

1

患者取坐位，为其脱发局部清洗消毒后，用一次性针头或消毒过的三棱针在头皮浅刺 30~60 针。

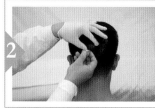
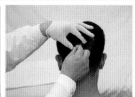

2

局部微微泛出红血后，用一块干净鲜姜涂擦 2 分钟。亦可以用梅花针在斑秃局部轻微叩刺，直至局部皮肤有血珠微微渗出，然后涂擦鲜姜汁。

注意事项

点刺时浅刺，不能点入太深伤及脑骨膜，继发性脱发应对相关疾病对证治疗，以防复发。

病案举例

冯某某，男，30 岁。因房屋拆迁，紧张劳累，突发斑秃，位于后枕部，如硬币般大小，局部皮肤光亮完好。为其点刺放血加涂姜汁治疗 3 次后长出细小毛发，随后痊愈未复发。

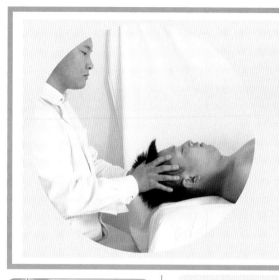

压力大所致失眠

概述 | 现代临床医学根据病因将失眠分为原发性失眠和继发性失眠。此处主要是针对原发性失眠而论。本篇重点所讲内容为由于工作、生活压力过大，引起的睡眠质量下降，睡眠维持障碍。祖国医学辨证属于肝气郁结，郁而化火，热扰神明，胆热痰郁，心神内扰之症。

操作部位

1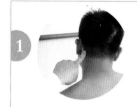
【安眠穴】
在项部，当翳风穴与风池穴连线的中点。

2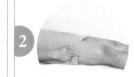
【风市穴】
在大腿外侧部的中线上，腘横纹水平线上 7 寸。或简便定位法：直立，手下垂于体侧，中指尖所到处即是。

3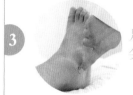
【申脉穴】
足外侧部，外踝尖直下凹陷处。

4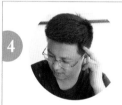
【阿是穴】
选取患者头部两侧压痛点或疼痛局部作为施术部位。

【1】翳风穴：在颈部，耳垂后方，乳突下端前方凹陷中。

【2】风池穴：在颈部，当枕骨之下，与风府穴相平，胸锁乳突肌与斜方肌上端之间的凹陷中。

操作方法

点法、揉法、干梳头法、拍法

1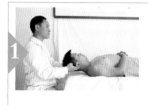
患者取仰卧位，操作者用拇指或食指桡侧面按揉安眠穴，开始时穴位压痛感明显，以轻手法为主，随着痛感减轻逐渐加力，以产生局部酸胀疼痛感能耐受为度，操作 10 分钟左右，使穴位局部有温热感或局部肌肉松弛为佳。

3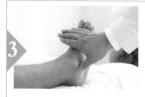
用拇指点揉申脉穴。

2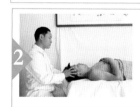
操作者五指并拢屈曲 90° 放在头部两侧阿是穴（即疼痛部位）处，紧贴头皮上下来回干梳头部约 10 分钟，频率快慢结合，不宜大幅度晃动头部使患者产生不适感。

4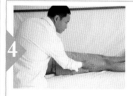
以同侧手掌，空心掌拍打大腿外侧风市穴，每穴 150 次，力量由轻到重，速度由缓慢至紧凑。

注意事项

失眠患者饮食宜清淡，睡前忌食浓茶、咖啡、烈酒等，避免剧烈运动和较大的情绪波动，睡觉枕头不宜太硬。

病案举例 李某，女，18 岁。因学习压力较大，近一个月出现入睡困难，且次日精神较差，时常伴有头痛，严重影响学习。按上述方法治疗 3 次后患者睡眠较前改善，嘱其每日按上法自己拍打风市穴，并调节好作息时间，放松心情。1 个月后随访，患者未再出现入睡困难。

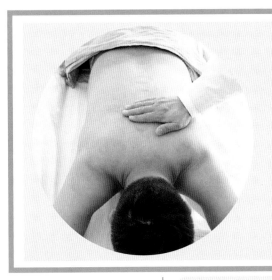

思虑过度所致失眠

概述 | 本篇所讲失眠，见于祖国医学中心脾两虚之证，主要是由于平时用脑多、思虑过度等引起的入睡困难、早醒、睡眠质量下降、睡眠维持障碍等。

操作部位

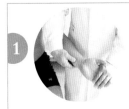

【神门穴】

在腕前区，腕掌侧远端横纹尺侧端，尺侧腕屈肌腱的桡侧缘。

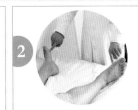

【太白穴】

在足内侧缘，第1跖趾关节近端赤白肉际凹陷中。

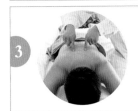

【心俞穴】

在背部，第5胸椎棘突下，旁开1.5寸。

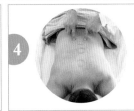

【脾俞穴】

在背部，第11胸椎棘突下，旁开1.5寸。

操作方法

点法、揉法、擦法

 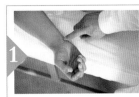 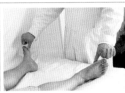

患者取仰卧位，用拇指或食指点揉神门穴、太白穴，手法由轻到重，力量逐渐渗透，以局部产生酸胀疼痛感且患者能耐受为度，操作5分钟左右。

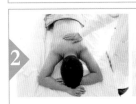 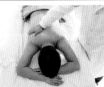 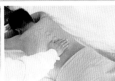 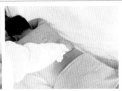

医者用双手掌擦心俞、脾俞，每穴5分钟左右，以局部透热为度。

注意事项

睡前避免剧烈运动和较大的情绪波动，不宜进行过多的脑力劳动。每日可于中午12点以及睡前半小时按摩1次，配合缓慢腹式呼吸效果更佳。

病案举例 张某，女，35岁。因工作原因经常熬夜、加班，平时有入睡困难。近日连续加班，致入睡困难加重，半夜易醒，醒后再难入睡，严重影响次日的精神状态。按上述方法按摩，并配合缓慢腹式呼吸，治疗3次后睡眠较前改善，嘱患者坚持每日中午及睡前进行自我按摩，并调整作息时间。1个月后随访，患者睡眠大有改善。

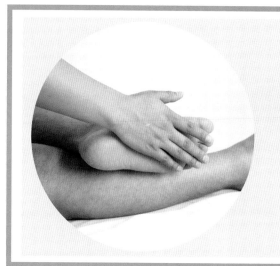

惊恐失眠

概述 | 惊恐失眠属于祖国医学辨证中由胆气虚、肾气不足、心神不宁等原因引起，属于本篇所讲范畴。多表现为易受到惊吓、怕较大声音的响动、睡后易醒、醒后难以再次入睡等。

操作部位

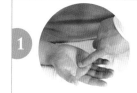

【劳宫穴】
位于手掌心，第2、3掌骨之间偏于第3掌骨，握拳屈指时中指尖处。

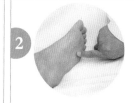

【涌泉穴】
在足底，屈足卷趾时足心最凹陷处。

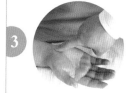

【大陵穴】
在腕前区，腕掌远端横纹的中点，掌长肌腱与桡侧腕屈肌腱之间。

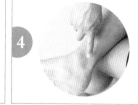

【太溪穴】
在踝区，内踝尖与跟腱之间的凹陷中。

操作方法 劳宫擦涌泉、掌根擦太溪

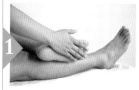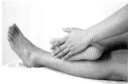

患者取坐位，将左足至于右侧膝关节上，右手劳宫穴擦左侧涌泉穴，力量由轻到重，速度由缓慢至紧凑，以足底温热为佳，同理操作另一侧，每侧300次为佳。

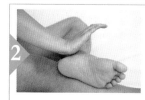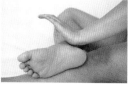

以右手掌根部大陵穴处擦对侧太溪穴，力量由轻到重，速度由缓慢至紧凑，同理操作另一侧，每侧200次为佳。

注意事项

掌擦法力量宜轻柔，速度均匀不宜过快，以免擦伤皮肤。同时可以配合枸杞15克泡水代茶饮。

病案举例
王某，女，66岁。楼下散步时前方突然掉下花盆，幸好未被砸伤，但受到严重惊吓，当夜睡觉时即心神不宁，难以入睡，此后1个多月每夜入睡困难，稍有声响即醒，白天常自觉心神不宁。按上述方法治疗，并嘱患者每日以枸杞15克泡水代茶饮。治疗1周后患者睡眠明显改善，继续巩固治疗1周。半年后随访未复发。

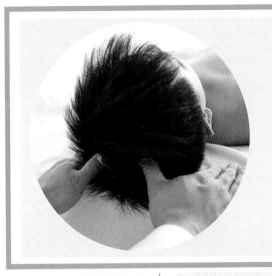

老年性失眠

概述 | 引起失眠的原因很多，本篇所讲失眠，主要针对祖国医学辨证属于老年人精血亏虚引起的早醒、醒后难以入睡、睡眠质量下降、睡眠维持障碍等。

操作部位

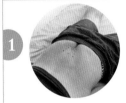

【八髎穴】

在骶椎，又称上髎、次髎、中髎和下髎，左右共8个穴位，分别在第1、2、3、4骶后孔中，合称八髎穴。

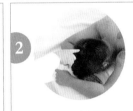

【百会穴】

在头部，前发际正中直上5寸，两耳间连线最高点处即是。

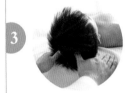

【四神聪穴】

在头部，百会前后、左右各旁开1寸，共4穴。

操作方法 点法、按法、揉法、擦法

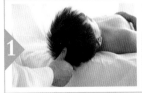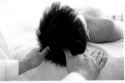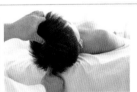

患者取仰卧位，操作者用拇指指腹按揉百会穴、四神聪穴，手法由轻到重，力量逐渐渗透，以局部产生酸胀疼痛感且患者能耐受为度，操作5~10分钟。

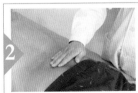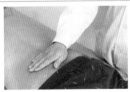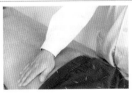

患者取俯卧位，操作者位于一侧，以掌擦法于腰骶部八髎穴，局部产生热感并逐渐渗透为佳，速度由缓慢至紧凑，逐渐加速，以300次为1组，2~3组为佳。

注意事项

掌擦法不宜用力过度，速度不宜贪图快，以力量均匀、热度渗透为佳。同时可以配合红枣3枚、枸杞15克泡水代茶频饮。手法操作以睡前30~60分钟为宜。

病案举例

王某，男，70岁。近十年来入睡困难，夜间睡不安稳，白天精神不振，健忘，常口服安眠药帮助睡眠。按上述方法治疗，并嘱患者以红枣3枚、枸杞15克泡水代茶频饮。治疗1周后患者睡眠较前改善，不依靠安眠药亦可入睡，嘱其坚持睡前自我按摩。半年后随访，患者睡眠情况保持良好。

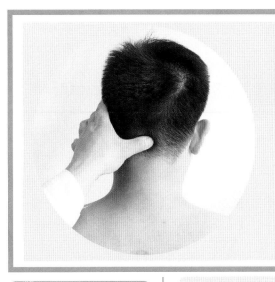

咽痒音哑

概述 | 咽痒音哑可见于现代医学的急性扁桃腺炎、急慢性咽炎、喉炎、扁桃体周围脓肿等疾患引起。祖国医学认为，主要因"肾阳不足""子盗肺气"出现咽喉部干痒、声音沙哑、说话时咽喉部不清利，伴有失眠、多梦、烦躁、口渴、小便少、大便干等症状。

操作部位

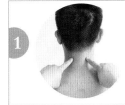

1 【颈百劳穴】
第5颈椎棘突旁开1.5寸。

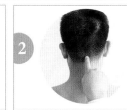

2 【哑门穴】
在头顶部后正中线上，第1与第2颈椎棘突之间的凹陷处，即后发际正中直上0.5寸。

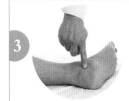

3 【照海穴】
在踝区，内踝尖下1寸，内踝下缘边际凹陷中。

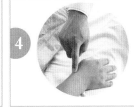

4 【列缺穴】
在前臂桡侧缘，桡骨茎突上方，腕横纹上0.5寸，当肱桡肌与拇长展肌腱之间。或者以左右两手虎口交叉，一手食指押在另一手的桡骨茎突上，当食指尖到达之处凹陷处取穴。

操作方法 | 拿法、捏法、点法、揉法

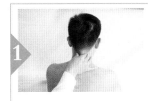

1 患者取坐位，操作者拇指与其余四指相对用力拿捏颈百劳穴。

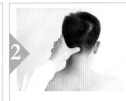

2 拇指点揉哑门穴10分钟，放松颈部僵硬肌肉，使颈部有轻松感。

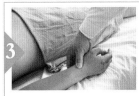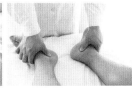

3 患者取俯卧位，操作者用拇指顺时针方向点揉双侧照海穴、列缺穴，最好有麻木胀痛的感觉向腿部和手指部传导，手法由轻到重10分钟左右为宜。操作时，嘱患者做吞咽动作，轻微咳嗽。

注意事项 | 拿捏颈百劳穴时以拿捏为主，不能下按使患者产生不适感。点揉照海穴时，力发到筋膜上，不在局部皮肤上摩擦，防止损伤皮肤。

病案举例 郝某某，女，64岁。近日咽部干痒音哑，晨起明显，熬夜后加重，伴有心烦易怒、腰膝酸软、大便干、口角生疮、轻微咳嗽。触及颈百劳穴僵硬有结节，为其拿捏双侧颈百劳穴部位10分钟，自述颈部非常轻松，咽部不适感减轻。再点揉照海穴，开始麻疼感明显，10分钟后局部有温热感，咽部顿觉清利，咽痒音哑症状好转。

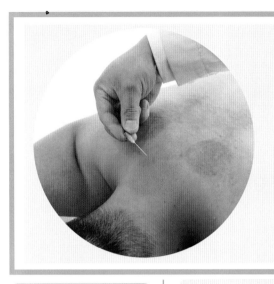

咽肿干痛

概述 | 急性咽炎出现咽部红肿、发音困难、肿痛、干痒、阵咳，属于"咽痹"范畴。祖国医学认为，嗜食辛辣刺激食物、冷饮刺激、胃热炽盛、心火上炎等均可引起本病发生，此类病症都属于本篇所讲范畴。

操作部位

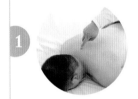

1 【大椎穴】
在脊柱区，后正中线上，第 7 颈椎棘突下凹陷中。

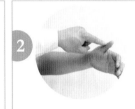

2 【少商穴】
在手指，拇指末节桡侧，指甲根角侧上方 0.1 寸。

操作方法 刺络放血法、拔罐法

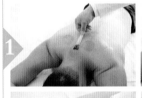 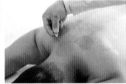 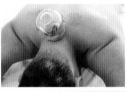
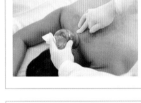 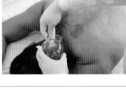 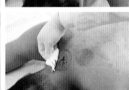

患者取坐位，在大椎穴上用碘伏消毒后，用一次性针头或消毒后的三棱针浅刺 10 针左右，并加拔火罐，留罐 5~10 分钟，取罐后擦净并用碘伏再次消毒。

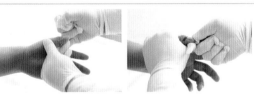

在双手少商穴处局部消毒，用一次性针头或消毒后的三棱针点刺挤出血液 5 滴左右（双侧同法）。

注意事项

点刺前和患者沟通好，不要突然下针。点刺破皮即可，不易太深。有传染病者做好消毒、隔离和血液的处理。

病案举例

李某某，男，21 岁。饮酒吃辣后受风，晨起后声哑，咽部干痒肿痛，来诊。为其大椎穴刺血拔罐加点刺少商穴放血后，效果立竿见影，嘱多喝水。

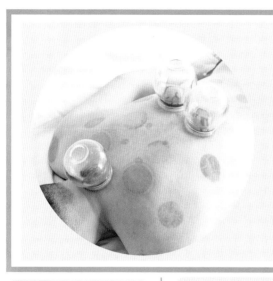

梅核气

概述 | 首见于《南阳活人书》，西医学称为"咽部异物感症"，自觉咽部有异物，吞咽唾液后加重，但不影响进食。祖国医学认为，本病多因情志不遂，肝气瘀滞，痰气互结，停聚于咽所致，如梅核塞于咽喉，咳之不出，咽之不下，时上时下，忽左忽右，时而消失，时而复出，时发时止，但不影响进食为特征，多发于中青年女性。

操作部位

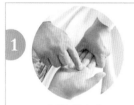

【咽喉穴】
手掌面，第2、3掌指关节指缝后1寸。

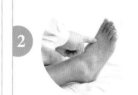

【太冲穴】
足背侧，第1、2跖骨结合之前凹陷处。

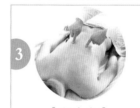

【肝俞穴】
在背部，第9胸椎棘突下旁开1.5寸。

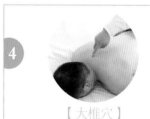

【大椎穴】
在脊柱区，后正中线上，第7颈椎棘突下凹陷中。

操作方法 点法、揉法、推法、刺络放血法、拔罐法

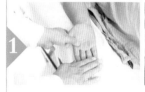
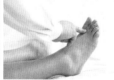

患者取仰卧位，手掌向上，操作者以拇指面向手掌方向点揉咽喉穴，嘱患者做吞咽动作，手法宜轻，点压推动，左右手各5分钟。然后用拇指偏峰或中指指腹由上至下推太冲穴，使穴位局部结节逐渐变软或消失，左右各5分钟，以局部产生明显酸胀疼痛感，且患者能耐受为度，操作过程中，同样嘱患者做吞咽动作。

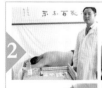

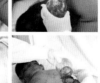

在大椎穴、肝俞穴周围常规消毒后，用一次性注射器针头挑破皮肤，随后在局部拔罐，时间10~15分钟为宜，操作者带一次性塑料手套，用干净卫生纸擦拭火罐内瘀血，然后局部行常规消毒，以免感染。

注意事项

咽部异物感抬头时加重，低头时减轻，可能是颈椎骨刺，建议X线诊断。如吞咽困难有摩擦感，胸骨后胀痛，不排除其他实质性占位疾病，建议到正规医院就诊治疗。

病案举例

杨某某，女，50岁。咽部异物感两个月，咳之不出，咽之不下，不影响进食，生气后加重，伴有失眠、胁肋部不适、眼干、耳鸣、月经后期。触及咽喉穴和太冲穴压痛明显，为其治疗7次后症状消失。

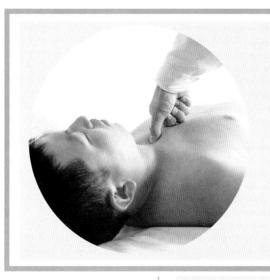

咳 嗽

概述| 咳嗽是人体保护性呼吸反射动作，多由异物、刺激性空气、呼吸道内分泌物等刺激呼吸道黏膜而引起，是多种疾病的临床表现。祖国医学认为，引起咳嗽的病因很多，可以分为外感和内伤两大类，外感风寒、风热、燥邪等引起咳嗽属于外伤咳嗽，由痰热、痰湿、肺阴亏虚、肝火犯肺等引起咳嗽属于内伤咳嗽。

操作部位

外感咳嗽

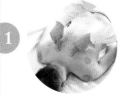

①

【肺俞穴】

取正坐或俯卧位，在脊柱区，第3胸椎棘突下旁开1.5寸。

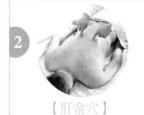

②

【肝俞穴】

取正坐或俯卧位，在脊柱区，第9胸椎棘突下旁开1.5寸。

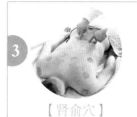

③

【肾俞穴】

取正坐或俯卧位，在脊柱区，第2腰椎棘突下旁开1.5寸。

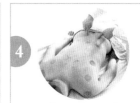

④

【大肠俞穴】

取正坐或俯卧位，在脊柱区，第4腰椎棘突下旁开1.5寸。

内伤咳嗽

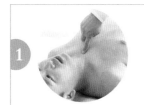

①

【天突穴】

在颈部，前正中线上胸骨上窝中央。

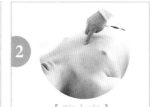

②

【膻中穴】

在胸部，前正中线上，平第4肋间。

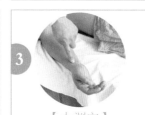

③

【太渊穴】

在腕掌侧横纹桡侧，桡动脉搏动出。

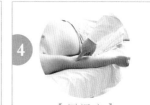

④

【尺泽穴】

在肘横纹中，肱二头肌腱桡侧凹陷处。

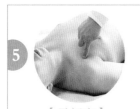

⑤

【云门穴】

在胸外侧部，肩胛骨喙突上方，锁骨下窝凹陷处，距前正中线6寸。

操作方法 外感咳嗽者拔罐法 ·······························

外感咳嗽

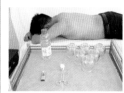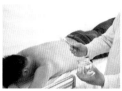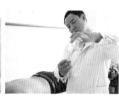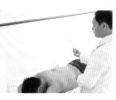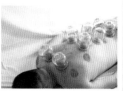

患者取俯卧位，操作者取患者肺俞、肝俞、肾俞、大肠俞穴，双手分别持火罐和镊子，用镊子夹95%酒精棉球点燃后深入罐内迅速抽出，将火罐扣及选定的穴位，检查吸附情况，留罐15分钟，以局部皮肤紫红色为佳。结束后，操作者一手夹罐，一手按压患者罐旁皮肤，使空气进罐，起罐，随后轻揉拔罐部位。

操作方法 内伤咳嗽者点法、揉法、弹拨法、擦法 ·······················

内伤咳嗽

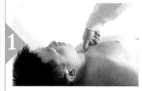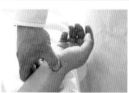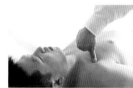

患者取仰卧位，操作者以拇指点揉天突穴、太渊穴、云门穴，以局部酸胀疼痛为度。

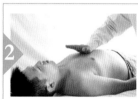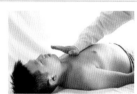

操作者以掌根，从上至下擦膻中1~2分钟。

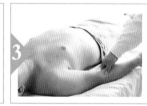

以拇指弹拨两侧尺泽穴，局部产生明显酸痛，以患者能耐受为度，2分钟为宜。

注意事项 有出血倾向者，如血小板减少症、白血病、过敏性紫癜、软组织开放性损伤、妊娠期等慎用拔罐法。引起咳嗽的疾病很多，反复咳嗽甚至咳血者，建议到正规医院就诊治疗。

病案举例 樊某，女，45岁。受冷空气刺激，咳嗽2天，遂来就诊。症见干咳频繁、无痰、恶风寒、项背部不适、心烦、鼻塞、头痛。采取拔罐法，取肺俞、肝俞、肾俞、大肠俞留罐15分钟，取罐后局部肤色青紫，咳嗽症状较前好转。

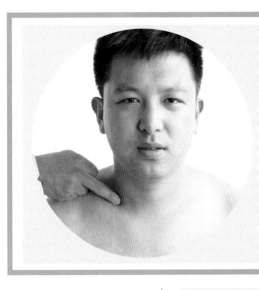

呃 逆

概述 | 呃逆俗称打嗝，由于膈肌痉挛引起气逆上冲，喉咙间发出"结嗝"之声，持续不能自制的一种特发性疾病。祖国医学认为，多因饮食过快、过冷、过热，或辛辣刺激，吸入冷空气，过度紧张、兴奋等因素所致。

操作部位

1	2	3
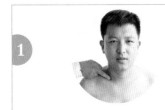	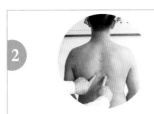	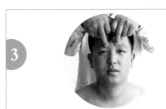
【缺盆穴】	【膈俞穴】	【攒竹穴】
在锁骨上窝中央，距前正中线4寸。	在背部，第7胸椎棘突下，旁开1.5寸。	在面部，眉毛内侧边缘凹陷处(当眉头凹陷中，眶上切迹处)。

操作方法 | 点法、拨法、揉法

1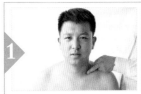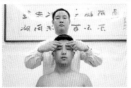

患者取坐位，操作者站于旁，用中指或拇指分别点拨患者双侧缺盆穴、攒竹穴，先左后右，由轻到重。开始穴位局部僵硬压痛明显，点拨5分钟后局部变软，酸胀痛感消失，患者症状也会明显改善。

2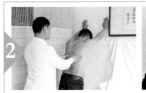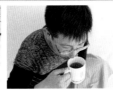

令患者双手扶墙，身体与地面成75°，头微低，操作者站于身后，同时用拇指拨揉两侧膈俞穴至打嗝停止，通常10分钟后症状消失，结束后让患者缓慢喝一杯热姜糖水，每大口分7次咽下最好。

注意事项 | 拨缺盆穴时避开动脉血管，单侧进行，不能同时点按。手法由轻到重，切勿重按。

 王某某，女，40岁。早晨出门吸入冷空气后，频频"结嗝"不能自控，3小时后来我院就诊。触及左侧缺盆穴僵硬、压痛明显。诊断为膈肌痉挛。为其点拨左侧缺盆穴、攒竹穴各约5分钟后症状消失。为巩固疗效，令其双手扶墙，拨揉膈俞穴5分钟，之后喝温水，观察半小时未复发，一次性痊愈。

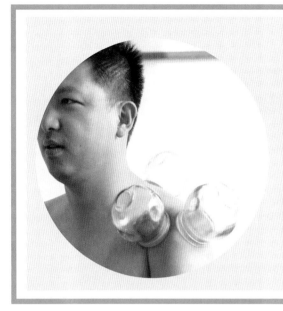

肩痹

概述 | 肩痹俗称"肩周炎""五十肩"。多一侧发病，肩关节周围疼痛，夜间或阴雨天加重，功能活动呈渐进式受限，以背手和上举受限常见。日久可见三角肌萎缩，肩关节各方向活动明显受限形成"冻结肩"。祖国医学认为，本病多因受风寒所致。

 操作部位

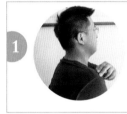
【阿是穴】
① 选取患者身体上的某些压痛点或疼痛局部作为施术部位。

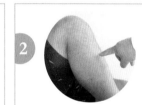
【肩痛穴】
② 足三里穴下 2 寸，外开 0.5 寸处，当腓骨小头内侧缘与外踝高点连线的上 1/3 与下 2/3 的交点。

操作方法 | 刺络放血法、拔罐法、艾灸法

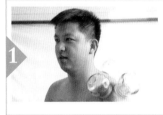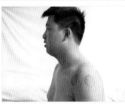
① 患者取坐位，取肩部 3~5 个压痛明显的阿是穴，常规消毒后用一次性针头或消毒后的三棱针每个部位浅刺 5~10 针后拔罐，并留罐 10 分钟吸出局部瘀血。

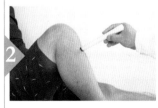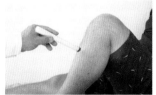
② 起罐后，用艾条灸双侧肩痛穴 30 分钟，一边灸一边嘱患者活动疼痛侧肩关节。如果局部疼痛明显者，嘱患者活动患肢时配合腹式呼吸运动，起到放松作用。

 注意事项 | 晕血或有出血倾向、孕妇等特殊人群不采取放血治疗。因肩关节炎病因复杂，不易康复，所以可多次治疗，以巩固疗效。

 病案举例 | 程某某，男，56 岁。因驾车时开窗户，左肩受凉明显，肩痛活动范围不受限，但活动时疼痛感加重。在肩部取风门穴、肩贞穴、膈俞穴、肩髃穴刺络拔罐后艾灸肩痛穴，一边灸一边嘱其活动肩关节，20 分钟后活动自如疼痛感消失，一次性治愈早期肩周炎疼痛症状。

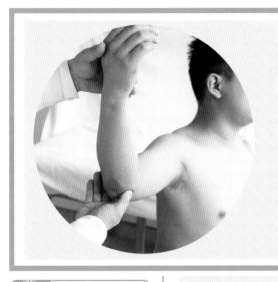

手臂麻木

概述 | 指臂丛神经根性、丛性、干性、因颈椎间孔缩小、前斜方肌痉挛、颈肩部肌肉痉挛或脊髓病变等，对其造成压迫或刺激而出现的手、臂、肩、颈的麻木无力症状。麻木感可见于整个手部，也可见于拇指伴食指或无名指伴小指等局部间歇性麻木，提重物或打喷嚏时加重。由颈椎病、颈项部肌肉痉挛等原因引起的手臂麻木属于本篇所讲范畴。

操作部位

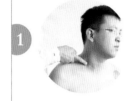

1 【颈臂穴】
在锁骨内 1/3 与外 2/3 交点向上 1 寸，当胸锁乳突肌锁骨头后缘处。

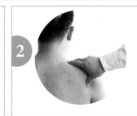

2 【肩贞穴】
肩关节后下方，臂内收时，腋后纹头上 1 寸。

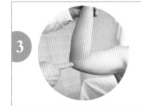

3 【小海穴】
当尺骨鹰嘴与肱骨内上髁之间的凹陷。

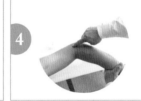

4 【曲池穴】
屈肘 90°，当肘横纹外侧端。

操作方法 | 拔罐法、走罐法、弹法、拨法

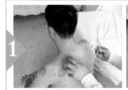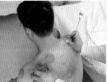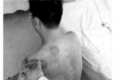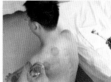

1 患者取坐位，暴露患侧颈肩部，在岗下肌及三角肌前后涂油后，上下来回轻轻拉动火罐，以拉过的部位发热出痧为佳。

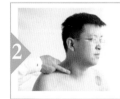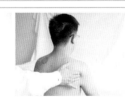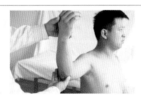

2 走罐后，操作者用拇指轻柔手法弹拨麻木侧颈臂穴、肩贞穴、小海穴、曲池穴各 3 分钟左右，均以弹拨时有窜麻放电感或胀痛感为佳。

注意事项 | 操作过程手法应轻柔，出现眩晕、心慌时停止操作。

病案举例
周某某，男，50 岁。左手小指麻木伴颈肩不适 2 天，提重物或伏案时麻木加重明显。叩顶试验阴性，臂丛牵拉试验阳性。为其在岗下肌、三角肌外缘拉罐后弹拨小海穴、颈臂穴 10 分钟，小指麻木消失。

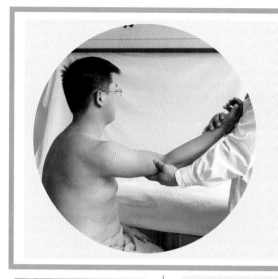

网球肘

概述 | 网球肘又称肱骨外上髁炎，是伸腕肌起点无菌性炎症，多因腕部频繁或持久的背伸活动使伸腕肌起点慢性积累性损伤。例如羽毛球、网球运动者，扫地及提重物者或长期伏案者多发。主要症状是肘部外侧疼痛，手腕背伸用力肘部疼痛加重。

操作部位

1 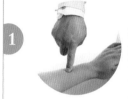 【偏历穴】 在前臂，腕背侧远端横纹上3寸，阳溪穴与曲池穴连线上。

2 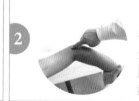 【曲池穴】 在肘区，臂外侧，屈肘，肘横纹外侧端处。

3 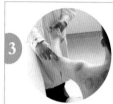 【肘髎穴】 在肘区，臂外侧，屈肘，屈横纹桡侧尽端上方1寸处。

4 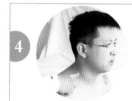 【天鼎穴】 在颈部，胸锁乳突肌后缘，横平环状软骨。

5 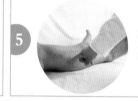 【阳陵泉穴】 在小腿外侧，当腓骨小头稍前凹陷处。

操作方法 揉法、点法、按法、弹拨法

1 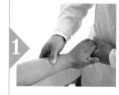 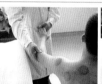 患者取坐位，操作者用拇指点揉患侧偏历穴、曲池穴、肘髎穴、天鼎穴，并重点在粘连或痉挛的肌肉组织处弹拨15分钟左右。

2 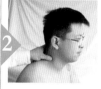 点揉天鼎穴，有麻木放电感传至肘关节为宜。

3 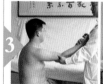   一手以拇指点按肘部最痛点（肘髎穴），另一手握腕关节做肘关节屈伸活动10次。逐次活动腕、肘、肩及颈部关节，以牵引关节周围挛缩的筋膜。

4 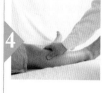 患者取仰卧位，操作者用拇指点揉对侧阳陵泉穴，以麻胀感传到下肢为宜，大约3分钟，以达肘病膝治之效。

注意事项

网球肘诊断见于腕部抗阻力背伸试验阳性。以上手法是治疗慢性积累性损伤手法，急性损伤可予封闭、冷敷、微波等方法治疗，不宜推拿。

病案举例 薛某某，女，50岁。近日打网球比赛出现右肘关节外侧疼痛，局部肌腱和筋膜僵硬、肿胀、压痛明显，提重物或腕背伸时疼痛加重，腕抗阻力背伸试验阳性。为其疏通大肠经，点拨天鼎穴、肘髎穴、偏历穴后，旋转活动腕、肘、肩及颈椎下段关节，术后肘部关节活动灵活，压痛减轻，腕抗阻力背伸试验弱阳性。

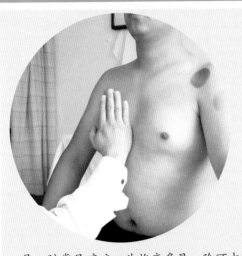

心悸

概述 | 心悸是自律神经受到异常刺激引起心脏活动的频率和节律发生紊乱的现象，表现为心跳加快或减慢、失眠、多梦、善恐易惊、自汗、头痛、头晕、胸闷气紧、颈部不适等症状。祖国医学认为，心悸是因外感或内伤，致气血阴阳亏虚，心失所养，或痰饮瘀血阻滞，心脉不畅，引起以心中急剧跳动、惊慌不安，甚则不能自主为主要临床表现的一种病症。心悸是心脏常见病症，为临床多见，除可由心本身的病变引起外，也可由他脏病变波及于心而致。本篇所讲内容，主要在于缓解症状，对于经常出现心悸者，建议及时到正规医院就诊，明确诊断，对症治疗，以免贻误病情。

操作部位

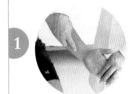

1 【灵道穴】
在前臂前区，腕掌侧远端横纹上1.5寸，尺侧腕屈肌腱的桡侧缘。

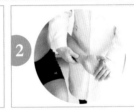

2 【神门穴】
在腕部，腕掌侧横纹尺侧端，尺侧腕屈肌腱的桡侧凹陷处。

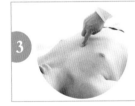

3 【膻中穴】
在胸部，当前正中线上，平第4肋间，两乳头连线的中点。

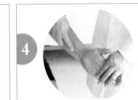

4 【护心一线】
灵道穴至神门穴成一直线。

操作方法

 推法、揉法、擦法

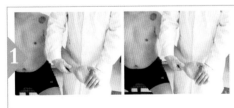

1 患者取坐位，操作者迎面而坐，为其推揉双护心一线穴，以左手为主，使穴位局部产生麻胀痛感，并逐渐向前胸部扩散为佳，每穴10分钟左右。

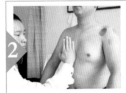

2 在刺激穴位时，嘱患者缓慢做3~5次深呼吸，然后做平静普通呼吸。接着，操作者用小鱼际擦膻中穴，以透热为度，大约3分钟。

注意事项

 心悸患者忌食肥甘及刺激性强的食物，如动物内脏、浓茶、咖啡、烈酒等，伏案低头工作不宜长。

 病案举例

柳某某，女，50岁。处于更年期，失眠多梦。今日生气后，胸闷加剧来诊。触及灵道穴周围僵硬有结节，压痛明显，为其推揉护心一线、小鱼际擦膻中穴10分钟后心悸好转，胸闷消失。

心绞痛

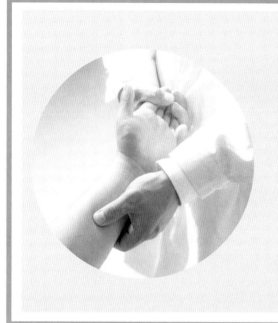

概述 | 心绞痛是由于冠状动脉供血不足，心肌急剧、暂时的缺血或缺氧，引起前胸压榨性、烧灼性、刀绞性疼痛，并可放射至左肩内侧、颈部、上腹部，伴有冷汗、呼吸困难、恶心、咽梗、下颌痛等症状。本篇写作目的在于让大家多了解一些心绞痛发作时的急救知识，突发险情时更容易保持镇定，正确施救，避免疾病所带来的生命威胁。本篇所讲内容是心绞痛发作后的辅助治疗，在等待正规治疗的时间患者家属可以做力所能及的事。

操作部位

1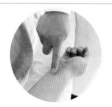

【内关穴】

在前臂前区，曲泽穴与大陵穴的连线上，腕横纹上2寸，掌长肌腱与桡侧腕屈肌腱之间。

2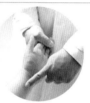

【郄门穴】

腕横纹上5寸，掌长肌腱与桡侧腕屈肌腱之间，曲泽与大陵的连线上。

3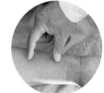

【护心二线】

内关至郄门成一直线。

操作方法 | 推法、揉法

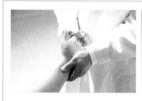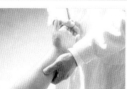

首先，心绞痛发作时，应立即停止活动，就地开展急救。注意保持患者的体位舒适，选择卧位或坐位均可，不宜因为改变体位而刻意搬动患者，避免站立引发低血压，解开领口，及时含服硝酸甘油。其次，操作者用拇指推揉患者左侧护心二线，使局部产生胀痛感并向肩颈部扩散为佳，随着症状的好转点揉15分钟左右。

注意事项 | 最好保持室内安静和空气流通，适当安慰患者，如果疼痛剧烈，未见明显缓解者，应立即拨打120，送医院抢救，以免耽误病情。

 何某某，男，60岁。住院患者，在医院走廊与我同行时，突然止步，双手捧胸蹲在地上，额头直冒冷汗。速为其点左手内关，同时嘱其口含速效救心丸，并及时通知相关科室，5分钟后起身症状好转，胸前疼痛消失，将其送回病房，交于主管医生进一步检查治疗。

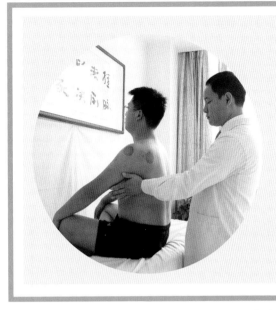

胁痛

概述 | 胁痛是指以一侧或两侧胁肋部疼痛为主要临床表现的一种病症。胁，指侧胸部，为腋以下至第12肋骨部位的统称。祖国医学认为，该病多因情志不遂、饮食不节、外伤、久病体虚所致。由于生闷气、情绪不畅等引起的胁痛属于本篇所讲范畴。

操作部位

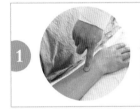
【支沟穴】 在前臂后区，腕背侧远端横纹上3寸，尺骨与桡骨间隙中点。

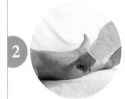
【阳陵泉穴】 在小腿外侧，腓骨小头前下方凹陷中。

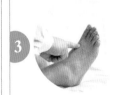
【太冲穴】 在足背侧，第1、2跖骨结合部之前凹陷处。

操作方法　点法、揉法

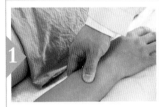 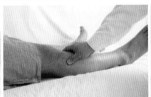 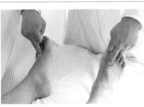

患者取仰卧位，操作者用拇指或食、中指重点点揉以上穴位，力度由轻到重，以局部产生明显的酸胀疼痛感为佳，每穴3~5分钟。

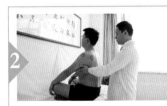 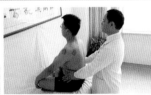 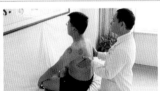 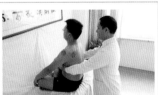

配合手掌从上至下、由后到前擦两胁，20次为宜。

注意事项

平时要放松心情，保持心情愉快。擦两胁的同时可以配合深呼吸。吸气时手掌提至腋下，向下擦时呼气。

病案举例　胡某，女，50岁。因饭后拌嘴情志不畅，致胁肋部胀满疼痛，次日晨起症状明显，且伴口干、口苦、不思饮食，遂前来就诊。为其点揉太冲、支沟、阳陵泉，嘱患者深呼吸，呼气时手法加重。嘱其自行擦两胁，并配合呼吸。次日复诊症状稍好转，再次治疗后症状缓解大半，三诊而愈。

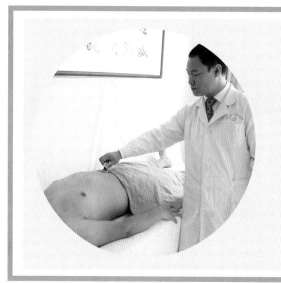

受寒胃痛

概述 | 祖国医学认为，本病的病位在胃，无论是胃腑本身还是其他脏腑病变影响到胃，均可以引起胃痛。病因多种，例如寒邪客胃、肝气犯胃、饮食伤胃、胃失濡养等。本篇重点说明的是由于受寒凉之后，引起的胃部疼痛、畏寒喜暖等症状的胃病。慢性胃炎、胃隐隐作痛、胃喜暖喜按，也属于本篇范畴。前者是寒邪客胃，后者是脾胃虚寒。

操作部位

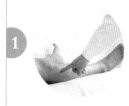
1 【足三里穴】在小腿外侧，犊鼻下3寸，胫骨前嵴外旁开一横指处。犊鼻与解溪连线上。

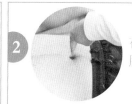
2 【神阙穴】在脐区，脐中央。

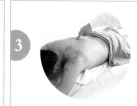
3 【至阳穴】在背部，后正中线上，第7胸椎棘突下凹陷中。

操作方法 | 艾灸法、拔罐法

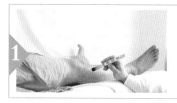
1 患者可以采取仰卧位，用艾条对准足三里穴艾灸，以局部皮肤发红透热为度，大约5分钟。

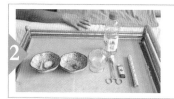
2 用生姜片贴敷神阙穴进行艾灸。

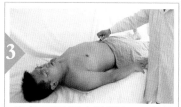
3 艾灸至局部皮肤潮红、有热量渗透为度，以15~20分钟为宜。

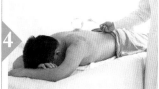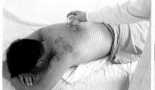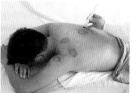
4 患者取俯卧位，在至阳穴拔罐10~15分钟，之后用艾条灸至阳穴，至局部皮肤潮红、有热量渗透为度，以15~20分钟为宜。

注意事项

注意艾灸力度，避免烫伤皮肤。生姜或姜汁涂擦时不宜时间过长和反复涂擦，以免导致皮肤敏感度降低，容易引起烫伤。神阙穴艾灸时间不宜过长，以感觉有热感或有热感传导为佳，避免因为艾灸时间过长而引起便秘。

病案举例 范某，男，34岁。喝冰镇饮料后出现胃脘部疼痛，伴有恶心、嗳气，无呕吐及反酸。按上述方法治疗1次，患者症状明显好转，嘱其回家饮红糖姜水，次日随访已痊愈。

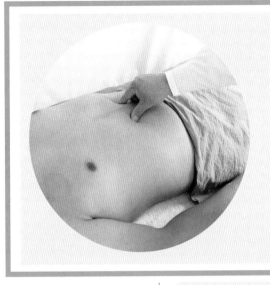

食积胃痛

概述 | 本篇主要针对由饮食不节制引起的胃痛，主要表现为腹部胀满拒按、嗳腐吞酸，甚至呕吐不消化食物等。

操作部位

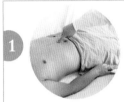
【中脘穴】 在上腹部，前正中线上，脐上4寸。

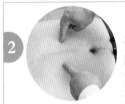
【梁门穴】 在上腹部，脐中上4寸，前正中线旁开2寸。

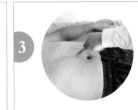
【建里穴】 在上腹部，前正中线上，脐上3寸。

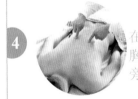
【肝俞穴】 在背部，第9胸椎棘突下，旁开1.5寸。

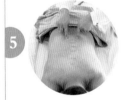
【脾俞穴】 在背部，第11胸椎棘突下，旁开1.5寸。

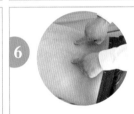
【胃俞穴】 在背部，第12胸椎棘突下，旁开1.5寸。

操作方法

点法、揉法、弹拨法

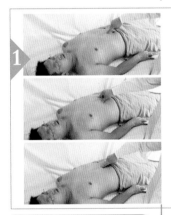
1 患者取仰卧位，操作者用拇指点揉中脘穴、梁门穴、建里穴，力度以局部产生酸胀疼痛感能耐受为度，同时嘱患者行缓慢的腹式呼吸，随呼吸节律依次点揉，连续操作10分钟左右。

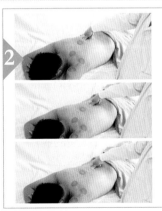
2 患者取俯卧位，操作者用拇指依次弹拨肝俞穴、脾俞穴、胃俞穴各5分钟左右，以肠鸣音增强，有便意为佳。

注意事项

胃痛症状有时可与肝胆疾病、胰腺炎、心肌梗死等相似。有明显不适或自行调理后症状未见明显减轻者，建议到正规医院就诊，以免贻误病情。

病案举例

张某，女，15岁。进食大量海鲜后出现胃脘部疼痛，伴有恶心、呕吐，呕吐物为大量胃内容物，味酸。按上述方法点穴15分钟，同时嘱患者缓慢腹式呼吸，患者大量排气，胃痛好转。次日来诊未再呕吐，治疗3次后痊愈。

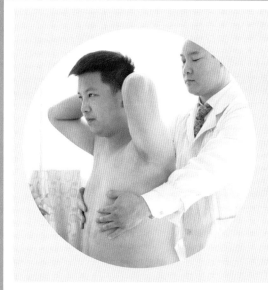

情志不畅胃痛

概述 | 由生气、焦虑、激动等情志不畅引起的胃痛，属于本篇所讲内容。常表现为胃部胀满疼痛连及两胁，常有叹息，情绪不佳时疼痛明显。

操作部位

1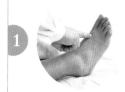

【太冲穴】

在足背，第1、2跖骨结合部之前凹陷处。以手指沿姆趾、次趾夹缝向上移压，压至能感觉到动脉搏动处。

2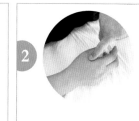

【合谷穴】

在手背，第1、2掌骨间，第2掌骨桡侧的中点处。或以一手的拇指指骨关节横纹，放在另一手拇、食指之间的指蹼缘上，拇指尖下是穴。

操作方法 | 点法、揉法、搓法

1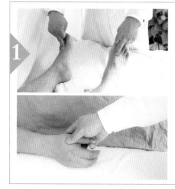

患者取仰卧位，以食指指尖点揉太冲穴、合谷穴，因为太冲穴位于两跖骨之间，点按时可以从脚趾向脚跟方向发力，沿骨缝的间隙按压并前后滑动，以局部产生酸胀疼痛且能耐受为度，同时点按时配合缓慢的腹式呼吸，以3~5分钟为宜。

2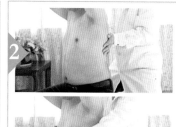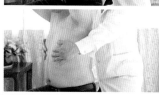

患者取坐位，双手按腋下，顺肋骨间隙推搓至胸前，两手接触时返回，来回推搓30次。

注意事项

搓两胁时用力均匀，不宜速度太快，以免引起皮肤的挫伤。饮食调理、精神调节对胃痛的康复有重要意义。

病案举例

胡某，男，55岁。因家中琐事生气，近两月反复胃脘部隐痛，伴腹胀及两胁肋部疼痛，不欲饮食，来诊时见患者眉头紧锁，时时叹息。按上述方法点穴5分钟，搓两胁30次，并对患者进行心理疏导。治疗3次后患者症状明显好转，连续治疗7次痊愈。

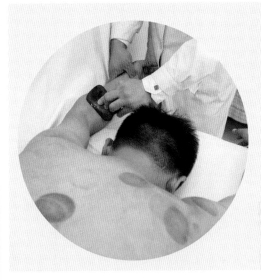

急性胃肠炎

概述 | 急性胃肠炎是胃肠黏膜的急性炎症，临床表现主要为恶心、呕吐、腹痛、腹泻、发热等。本病常见于夏秋季。祖国医学认为，多由饮食不当、暴饮暴食，或食入生冷腐馊、秽浊不洁的食物所致。

操作部位

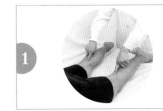

1 【委中穴】
俯卧位，在膝后区，腘横纹中点，股二头肌腱与半腱肌肌腱的中间。

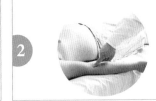

2 【尺泽穴】
肘横纹外侧凹陷处，肱二头肌腱桡侧凹陷处。

操作方法 | 刮痧法

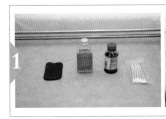
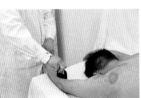

1 患者取俯卧位，操作者手拿刮板，蘸刮痧油或清水，选择委中穴与尺泽穴（先后次序不固定）进行刮痧，刮板与刮拭方向一般保持在45°～90°之间。

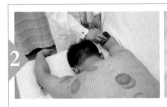
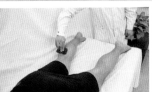
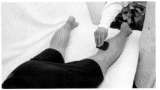

2 一般每个部位刮3～5分钟，最长不超20分钟。对于一些不出痧或出痧少的患者，不可强求出痧，应以患者感到舒服为原则。

注意事项

血小板低下者（容易出血）、病危的人要谨慎进行刮痧疗法。刮痧操作时朝一个方向刮拭，不可来回刮。刮痧不必强行出痧，刮痧后，会使汗孔扩张，半小时内不可冲冷水澡。如伴有其他并发症，请及时去医院进一步诊治。

病案举例 李某，女，23岁。入院前因进食凉菜后出现脐周疼痛伴恶心、呕吐，并腹泻4次，为黄色稀水样便，量多，无里急后重。既往无消化道病史，无妇科病史。委中、尺泽刮痧后症状缓解。

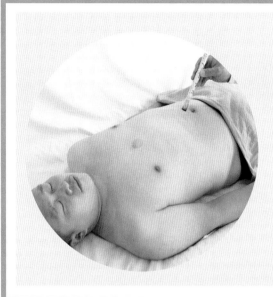

受凉呕吐

概述 | 呕吐是指胃气上逆，胃内容物从口中吐出。传统医学认为，有物有声为呕，有物无声为吐，无物有声为干呕。本篇重点讲由于受凉后引起的呕吐，主要表现为突发呕吐、呕吐量较多，伴有发热恶寒、头身疼痛等。

操作部位

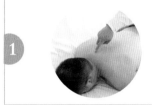 **1**
【大椎穴】
在脊柱区，后正中线上，第7颈椎棘突下凹陷中。

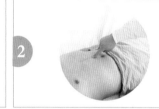 **2**
【中脘穴】
在上腹部，前正中线上，脐上4寸。

操作方法 | 拔罐法、艾灸法

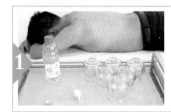 **1**
患者取俯卧位，在大椎穴上采用拔罐法。

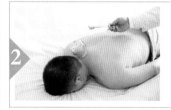 **2**
双手分别持火罐和镊子，用镊子夹95%酒精棉球点燃后伸入罐内迅速抽出。

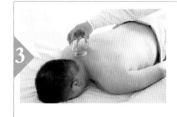 **3**
将火罐扣及大椎穴，检查吸附情况，留罐15分钟。结束后，操作者一手夹罐，一手按压患者罐旁皮肤，使空气进罐，起罐。随后轻揉大椎穴。

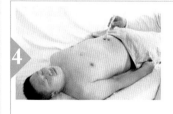 **4**
患者取仰卧位，于中脘穴处进行艾灸。点燃艾条灸中脘穴，使穴位局部温热，以皮肤潮红为佳，20分钟为宜。

注意事项 | 注意艾灸温度，避免烫伤皮肤。

病案举例

张某，男，25岁。吃午饭时吹空调，下午即出现呕吐，饮水即吐，呕吐物为胃内容物，伴头痛、怕冷、胃脘部隐痛。按上述方法治疗后患者怕冷缓解，呕吐次数减少，治疗3次后痊愈。

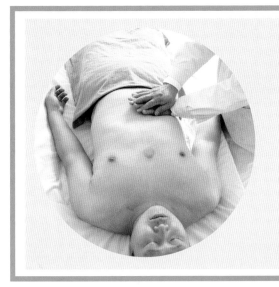

食积呕吐

概述 | 由于暴饮暴食、饮食不洁等引起的呕吐酸腐和脘腹胀满等症状，均为本篇所讲内容。

操作部位

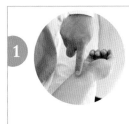

【内关穴】

1 在前臂前区，曲泽与大陵的连线上，腕横纹上 2 寸，掌长肌腱与桡侧腕屈肌腱之间。

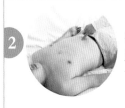

【阑门穴】

2 在腹部，脐上 1.5 寸。

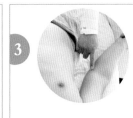

【曲泽穴】

3 在肘前区，肘横纹上，肱二头肌腱的尺侧缘凹陷中。

操作方法

点法、揉法

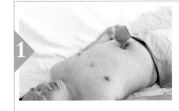

1 患者取仰卧位，操作者以拇指或食指指尖点揉内关穴、阑门穴，以局部产生酸痛为度，每穴各 3~5 分钟。

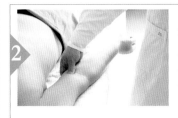

2 以拇指重点揉双侧曲泽穴，力量由轻到重，局部产生酸胀、疼痛，患者能耐受为度，每穴 1~2 分钟。

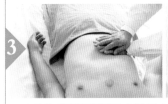 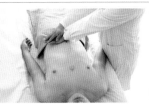 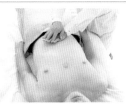

3 双手叠掌置下腹部（男子左手在上，右手在下；女子反之）。以脐为中心，两手绕脐，由小到大，按顺时针方向做螺旋式转摩 30 圈，最大一圈的边缘，上至肋弓，下至耻骨联合，然后由大至小，再转摩 30 圈，最小一圈，叠掌回至原处。

注意事项

平时应当注意饮食调理，忌暴饮暴食，少食肥甘厚腻、生冷、辛辣等食物。

周某，女，30 岁。吃火锅时进食大量肉，夜间即胃胀不适，呕吐大量酸臭胃内容物。来诊后按上述方法治疗，治疗后患者即排气，随后去厕所排出大量酸臭粪便，胃胀缓解。次日来诊时述未再呕吐，巩固治疗 1 次后痊愈。

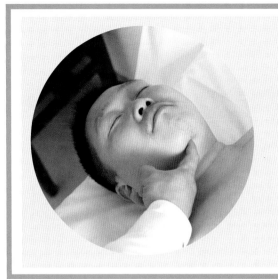

晨起刷牙呕吐

概述 | 晨起刷牙所致的呕吐，病因尚不明确。医学研究认为与慢性咽炎有一定关系。本篇所讲内容为作者临床经验所得，用之有效。

操作部位

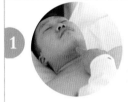

1 【廉泉穴】
在颈前区，前正中线上，喉结上方，舌骨上缘凹陷中。

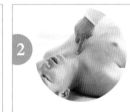

2 【天突穴】
在颈部，前正中线上，胸骨上窝中央。

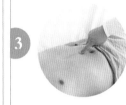

3 【中脘穴】
在上腹部，前正中线上，脐上4寸。

操作方法 | 点法、揉法

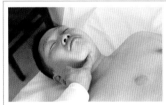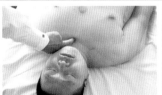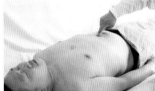

患者取仰卧位，操作者以拇指或食指指尖点于穴位上，常可触及条索物或结节，力量不宜过重，由轻到重，以局部产生酸痛为度，以松解结节为主，每穴点揉3分钟左右。

注意事项 | 平时应当注意饮食调理，忌暴饮暴食，少食肥甘厚腻、生冷、辛辣等食物。

病案举例

刘某，男，50岁。每日早晨刷牙时即恶心、干呕，时能呕出少量黏液。嘱患者每日晨起按上述方法点穴5分钟，3日后患者症状有所改善，嘱患者坚持每日点穴，并清淡饮食。2周后随访症状明显缓解，嘱患者继续调养按摩。

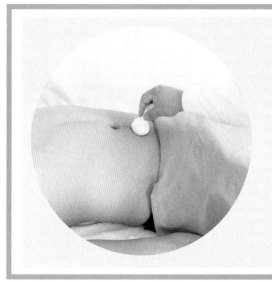

虚寒腹痛

概述 | 腹痛是指胃脘以下、耻骨联合以上部位发生的以疼痛为主要表现的病症。本篇所讲腹痛是虚寒型腹痛，主要表现为腹痛隐隐，喜温喜按，每食生冷或饥饿、劳累后会加重。常见于老年人，或体弱者。

操作部位

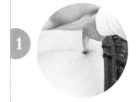

1 【神阙穴】 在脐区，脐中央。

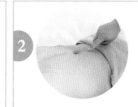

2 【关元穴】 在下腹部，前正中线上，脐下 3 寸。

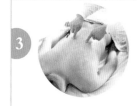

3 【肝俞穴】 在背部，第 9 胸椎棘突下，旁开 1.5 寸。

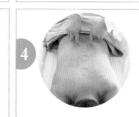

4 【脾俞穴】 在背部，第 11 胸椎棘突下，旁开 1.5 寸。

操作方法

中药外敷法、点法、揉法、擦法

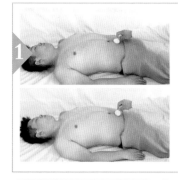

1 患者取仰卧位，取生姜 30 克切碎，食盐 20 克，混匀后放入锅内炒热，以棉布包裹，烫熨神阙穴、关元穴周围，以局部皮肤发红、热量渗透为佳，每穴 5~10 分钟。药凉后可以再炒热，亦可微波炉加热。

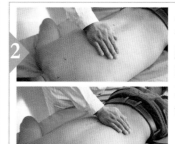

2 患者取俯卧位，操作者用掌擦后背肝俞穴、脾俞穴，以热感传到腹部为宜，时间大约 5 分钟。

注意事项

注意药包温度，切勿烫伤皮肤。疼痛较甚者亦可加入小茴香 50 克，葱白 30 克切碎，并加入 30 毫升白酒，放入锅内炒热。

病案举例

刘某，男，60 岁。形体偏瘦，平素怕冷，食生冷水果后即出现大便稀溏，近日天气较热，中午多食西瓜后下午即自觉腹部隐隐作痛，伴大便偏稀。按上述方法治疗 2 次后，腹痛明显缓解，大便基本成形。嘱患者注意饮食，可以服用参苓白术散，1 周后随访痊愈。

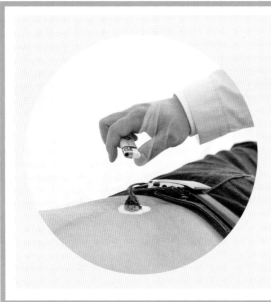

虚寒泄泻

概述 | 泄泻是以大便次数增多、便质偏稀、面色萎黄、神疲肢软为主要特征的病症。本病病位在肠,关键病变脏腑在脾胃。因脾胃虚寒引起的泄泻,属于本篇所讲范畴。

操作部位

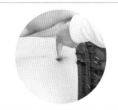

【神阙穴】

在脐区,脐中央。

操作方法 | 艾灸法

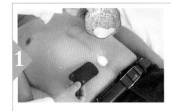
1 患者取仰卧位,取食盐若干置于脐内铺平。

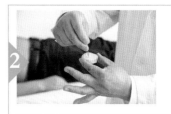
2 取生姜1片,扎孔数个。

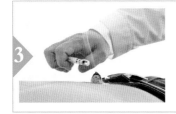
3 将艾绒捏成圆锥状置于其上,点燃。连灸5~8壮。

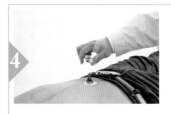
4 以脐周皮肤潮红、热量渗透为佳,灸15分钟左右。

注意事项

艾绒隔姜灸或隔盐灸注意温度,圆锥状艾炷不宜太大,大小掌握不准时可直接选用艾条悬灸。

病案举例

戴某,女,80岁。腹泻,半日即大便3次,均为水样便,小便少,口渴。按上述方法隔盐灸8壮,并嘱患者频频饮少量温水,治疗后患者当日大便次数较前减少,便中水分减少。继续治疗5次后痊愈。

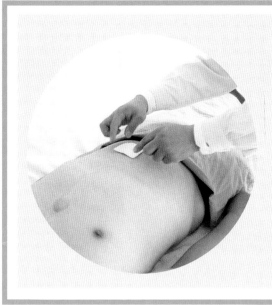

久泻

概述 | 久泻又称为慢性泄泻，病程在两个月以上，迁延不愈者，面色晦暗或㿠白，手足厥冷。证属脾肾阳虚者，属于本篇所讲范畴。

操作部位

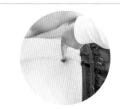

【神阙穴】
在脐区，脐中央。

操作方法　　中药外敷法

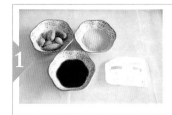

1 取适量五倍子粉，用食醋调成膏状。

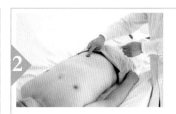

2 敷于神阙穴上。

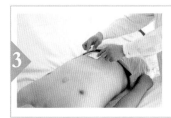

3 纱布覆盖。

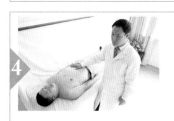

4 2~3天更换1次。

注意事项

治疗期间注意清淡饮食，忌食生冷、辛辣、油腻之品，并注意饮食卫生。

病案举例

张某，女，35岁。不间断泄泻3月余，泄如水样，面色晦暗，医院诊断为慢性结肠炎。曾服肠炎宁片、奥美拉唑肠溶胶囊，时好时坏。嘱患者按上述方法贴敷神阙穴半月。患者复诊时述，经上述方法贴敷1周后，大便已成形，后又坚持自行贴敷10天，已不泄泻，面色红润有光泽。

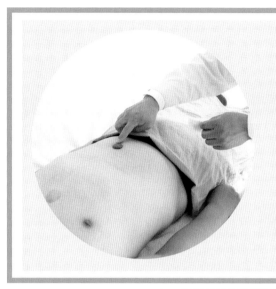

便秘

概述 | 便秘是指大便秘结、排便时间长、周期长，或虽有便意但排便困难的病症。祖国医学认为，本病病位在肠，但与脾、胃、肾、肺等功能均有关系。通常感受外邪、内伤饮食、情志不畅、气血不足等均可导致大肠传导不利而引起便秘。本篇主要以实证便秘为主。

操作部位

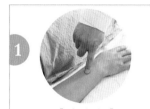

1 【支沟穴】
在前臂后区，腕背侧远端横纹上3寸，尺骨与桡骨间隙中点。

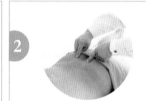

2 【次髎穴】
位于髂后上棘与后正中线之间，适对第2骶后孔。

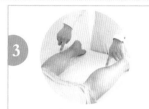

3 【承山穴】
微微施力勾回脚尖，小腿后侧肌肉浮起的尾端即为承山穴。

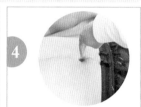

4 【神阙穴】
在脐区，脐中央。

操作方法 | 点法、揉法、中药外敷法

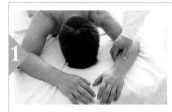
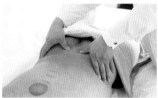
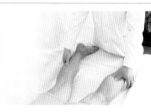

1 患者取俯卧位，操作者以拇指或食指指端重点点揉支沟穴、次髎穴、承山穴，以局部酸胀疼痛能耐受为度，每穴3分钟。

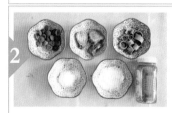
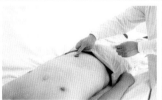
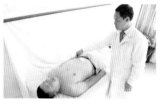

2 取生大黄10克、芒硝10克、厚朴6克、枳实6克、冰片3克，研末混合，然后取3~5克加蜂蜜调成膏状，贴敷于神阙穴，胶布固定。2~3天更换1次。

注意事项 | 穴位点揉切勿用指甲掐按，避免皮肤破损。药粉调成膏状用胶布固定，对胶布过敏者慎用。

病案举例 谈某，女，40岁。平素排便不规律，经常2~3天大便1次，且便干难排，近期工作繁忙，出差较多，致5天未大便，腹胀不适。按上述方法治疗1次后患者即排便，排便量少，但大便仍干燥。嘱患者合理调整作息时间，注意休息，继续调理1周后排便基本规律，1~2天1次，较前顺畅。

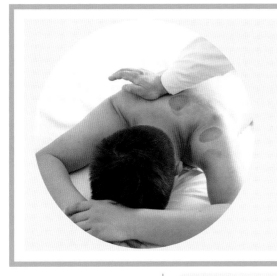

阑尾炎

概述 | 阑尾炎以右下腹痛为主要症状，典型的腹痛发作始于上腹部，逐渐移向脐部，6~8小时后转移向右下腹。本篇所讲范畴适用于慢性阑尾炎发作期。

操作部位

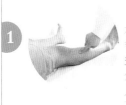

【阑尾穴】

在小腿外侧，髌韧带外侧凹陷下5寸，胫骨前嵴外侧一横指处。足三里穴直下2寸。

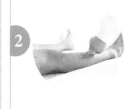

【上巨虚穴】

在小腿前外侧，当犊鼻下6寸，距胫骨前缘一横指(中指)。

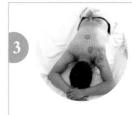

【夹脊穴】

第1胸椎至第5腰椎，各椎棘突下旁开0.5寸。

操作方法   点法、揉法、拨法

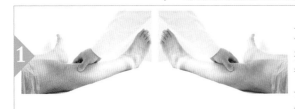

患者取仰卧位，操作者以拇指或食指指腹点拨以上穴位，每穴3~5分钟，以局部产生困痛、酸胀感且能耐受为度。

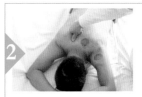

患者取俯卧位，操作者站于左侧，用拇指或掌根向外点拨右侧夹脊穴3~5次。

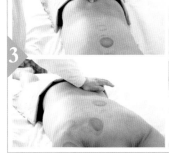

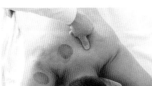

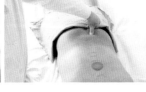

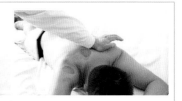

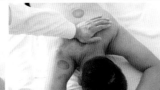

接着，操作者站于右侧，同样的方法点拨左侧夹脊穴，如遇硬结、压痛明显的地方，可以适当加强手法刺激，每侧大约5分钟，以背部两侧夹脊穴周围肌肉松软为度。

注意事项

治疗期间应清淡饮食，遇反复发作的慢性阑尾炎和急性阑尾炎，应该及时就诊，以免耽误病情。

病案举例

胡某，男，30岁。1年前曾患急性阑尾炎，住院输液治疗1周后痊愈出院，但此后患者食欲不如从前，厌食油腻，每遇劳累和受凉，即有右下腹隐痛或胀痛。近日患者工作繁忙，应酬较多，又觉右下腹隐隐作痛，伴腹胀、便秘。按上述方法点穴后患者疼痛稍有缓解，连续治疗5次后症状基本消失。嘱患者饮食清淡，注意休息，如遇急性疼痛发作时及时来医院就诊。

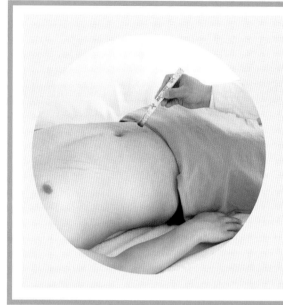

小便不通畅

概述 | 小便点滴而出为癃，小便不通、欲解不得称之为闭，多见于老年男性或产后妇女，以及手术后的患者。

操作部位

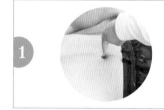

1 【神阙穴】
在脐区、脐中央。

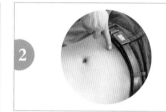

2 【中极穴】
在腹部，前正中线上，脐下 4 寸。

操作方法

盐烫法、艾灸法

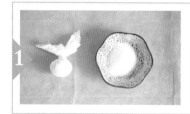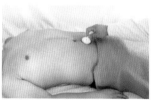

1 将食盐炒黄放凉后，填于神阙穴、中极穴周围。

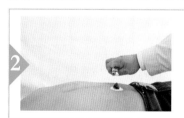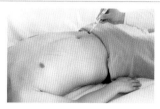

2 用艾炷或艾条置于其上施灸，以热度能渗透腹内并有尿意为佳。一次 3~5 壮。

注意事项

若膀胱充盈过度，经调理后无明显尿意者，应该及时采取导尿措施。癃闭者通常精神紧张，应解除精神紧张，并行腹式呼吸以放松。可用老葱一根，取葱白一段压扁放置于食盐上进行艾灸。

病案举例

李某，男，70 岁。手术后小便排出不畅，小腹憋胀难耐。按上述方法治疗，并辅助患者进行腹式呼吸，全身放松，艾灸 5 壮后患者自述小腹发热，有尿意，随即去厕所解手，排尿较前顺畅。继续治疗 1 周后痊愈。

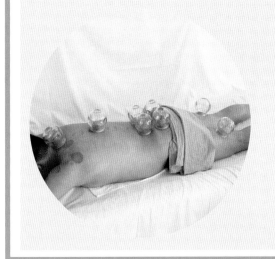

受风寒后腰痛

概述 | 可以引起腰痛的原因有很多种，本篇重点说明的是因受风寒侵袭导致的腰痛，由穿衣不适、吹空调、冒雨等外感原因，导致的腰部疼痛、酸困、怕凉等症状，都属于本篇所讲的范畴。

操作部位

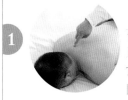

【大椎穴】

① 在脊柱区，后正中线上，第7颈椎棘突下凹陷中。

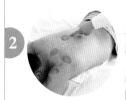

【至阳穴】

② 在脊柱区，后正中线上，第7胸椎棘突下凹陷中。

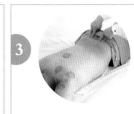

【膀胱俞穴】

③ 在骶区，横平第2骶后孔，骶正中嵴旁开1.5寸。

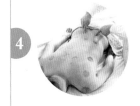

【大肠俞穴】

④ 在脊柱区，第4腰椎棘突下旁开1.5寸。

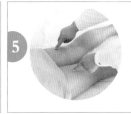

【殷门穴】

⑤ 位于大腿后面，承扶穴与委中穴的连线上，承扶穴下6寸，在半肌腱与股二头肌之间。

操作方法

拔罐法、揉法

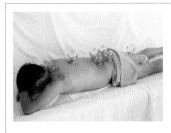

患者取俯卧位，在大椎穴、至阳穴、膀胱俞穴、大肠俞穴、殷门穴上采用拔罐法，双手分别持火罐和镊子，用镊子夹95%酒精棉球，点燃后伸入罐内迅速抽出，将火罐扣及以上各穴位，检查吸附情况，留罐15分钟，以局部皮肤紫红色为佳。结束后，操作者一手夹罐，一手按压患者罐旁皮肤，使空气进罐，起罐。随后轻揉大椎穴、至阳穴、膀胱俞穴、大肠俞穴、殷门穴。亦可以用温水润滑后走罐。

注意事项

留罐的时间不宜过久，建议采用玻璃透明罐，可以实时观察罐内皮肤情况，以免引起水疱等不适。走罐时宜在用温水润滑前提下进行，以患者能耐受为度，不宜勉强为之。

病案举例 赵某，女，45岁。1周前外出时不慎淋雨，回家后自觉腰背部发凉，次日出现腰背部酸困僵硬，以腰部最为明显，自行贴风湿膏后症状不能缓解，故前来就诊。查腰背部肌肉僵硬，腰椎3、4、5棘突旁压痛（+），双下肢直腿抬高试验（-），腰椎正侧位片未见明显异常。予患者上述穴位依次拔罐后，再沿其双侧膀胱经走罐，可见大量紫红色的瘀点，患者当即自觉腰背部发热。嘱其穿好衣服，避免着风受凉。次日随访患者症状明显好转。

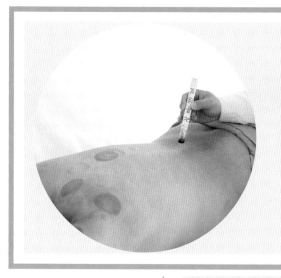

常年怕冷所致的腰痛

概述 | 可以引起腰痛的原因有很多种，此处重点说明的是由肾阳亏虚导致的腰痛。由于久居寒凉、湿冷之地，或夏季过于贪凉，肾阳亏虚所导致的腰部疼痛、酸困、怕凉等症状，都属于本篇所讲的范畴。

操作部位

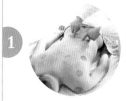

1 【肾俞穴】
在脊柱区，第2腰椎棘突下旁开1.5寸。

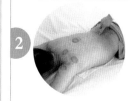

2 【腰阳关穴】
在脊柱区，后正中线上，第4腰椎棘突下凹陷中。

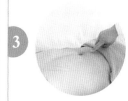

3 【关元穴】
在下腹部，前正中线上，脐下3寸。

操作方法 | 艾灸法、盐烫法

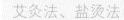

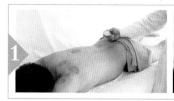

1 患者取俯卧位，首先取生姜或姜汁涂擦肾俞穴和腰阳关穴，以局部皮肤发红透热为度，每穴约10秒。

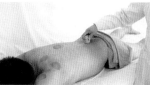

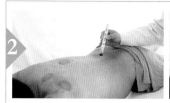

2 用艾条对以上穴位进行灸疗，至局部皮肤潮红、有热量渗透为度，一般15~20分钟为宜。

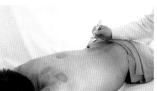
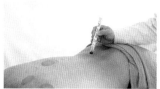

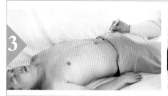

3 患者取仰卧位，在关元穴上艾灸15分钟，亦可以将食盐在锅内炒热，用棉布包裹，烫熨关元穴，以局部皮肤潮红为度，10分钟为宜。

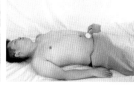

注意事项

注意艾灸距离，避免烫伤皮肤。生姜或姜汁涂擦，时间不宜过长和反复涂擦，容易导致皮肤敏感度降低，引起烫伤。

病案举例 张某，女，57岁。身体瘦弱，自述平时易反复感冒，腰部常年酸困怕冷，阴雨天及夜间明显，近日天气骤冷，患者腰痛症状加重前来就诊。查腰椎2、3棘突旁压痛（+），双下肢直腿抬高试验（+），腰椎正侧位片提示腰椎退行性变。按上述方法治疗3次后患者症状好转，1周后患者腰部怕冷症状明显改善。嘱患者坚持每日自行艾灸关元穴，并注意保暖，避免劳累，半年后随访未再复发。

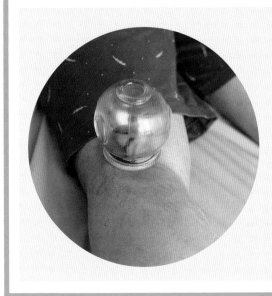

急性腰扭伤

概述 | 由于搬重物、剧烈运动不慎扭伤导致的腰部刺痛，甚至不能活动，夜间症状加重者，属于本篇的范畴。

操作部位

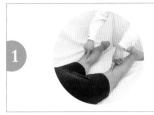

1 【委中穴】
腘横纹中点，当股二头肌腱与半腱肌肌腱的中间。

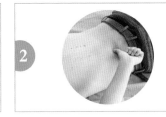

2 【阿是穴】
病变部位压痛点。

操作方法　刺络放血法、拔罐法

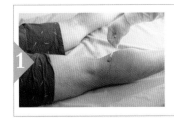

1 患者取俯卧位，把腰痛同侧的委中穴、阿是穴显露出，局部消毒。

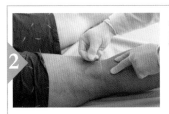

2 用一次性针头或消毒后的三棱针斜刺。

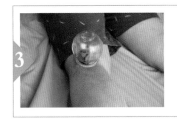

3 委中穴处拔罐10分钟。

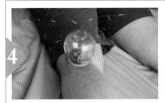

4 流出暗红色血液10~50ml。

注意事项

针刺前注意局部清洁消毒，避免感染。点刺前和患者沟通好，不要突然下针。有传染病者做好消毒、隔离和血液的处理。

病案举例

李某，男，30岁。爬山时不慎将腰扭伤，活动受限，前来就诊。查左侧腰肌痉挛，腰3棘突旁压痛（+），有条索状物。即刻予压痛处及委中穴处点刺放血拔罐，留罐10分钟，起罐后令患者缓慢活动腰部，明显较前缓解。嘱其回家后注意休息，1周后随访基本痊愈。

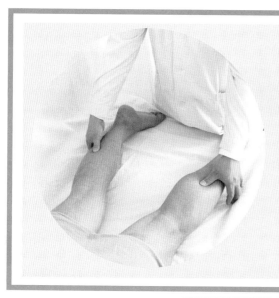

痔疮

概述 | 痔疮是最常见的肛肠疾病，凡是直肠下段黏膜和肛管皮肤下的静脉丛瘀血、扩张、屈曲所形成的柔软静脉团，都称之为痔，以久坐的人较为常见。祖国医学认为，本病多与久坐久立、饮食辛辣、久泻久痢、长期便秘等因素有关，使湿热内生、脉络郁阻而发。从经脉循行看，主要与膀胱经、督脉有关。

操作部位

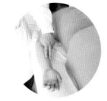 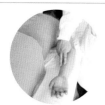

【二白穴】
位于前臂前区，腕掌侧远端横纹上 4 寸，桡侧腕屈肌腱的两侧，一肢 2 穴，共 4 穴，伸臂仰掌取之。

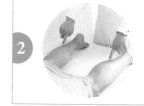

【承山穴】
微微施力勾回脚尖，小腿后侧肌肉浮起的尾端即为承山穴。

操作方法

点法、揉法

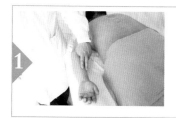

患者取俯卧位，操作者用食、中指点揉二白穴，力度由轻到重，以局部产生明显的酸胀、疼痛感为佳，左右每穴各 3~5 分钟。

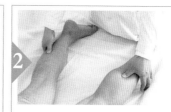

操作者用拇指点揉承山穴，力度由轻到重，以局部产生明显的酸胀、疼痛感为佳，3~5 分钟为宜。

注意事项

点刺放血时，注意皮肤消毒，防止感染。平时多饮开水，食用新鲜蔬菜、水果，忌食辛辣刺激食物。现在由于工作原因处于久坐的人群越来越多，平时多做提肛动作进行功能锻炼，可以有效预防痔疮的发生，每次提肛动作坚持 3 秒，15 次为一组。每天可以做 3~5 组。

病案举例

周某，男，35 岁。平素喜吃面食，久坐办公室，近日因工作劳累后，晨起大便困难，夹杂鲜红色血，自觉肛门下坠，肛肠科诊断为外痔。按上述方法治疗 5 次后，症状消失。嘱患者平时多食蔬菜、水果，适当运动，注意休息，避免劳累。

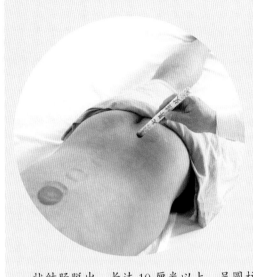

脱 肛

概述 | 直肠黏膜部分或全层脱出肛门之外，称之为脱肛。临床分为三度，Ⅰ度脱垂：为直肠黏膜脱出，脱出物呈淡红色，长3~5厘米，触之柔软，无弹性，不易出血，便后可自行回纳。Ⅱ度脱垂：为直肠全层脱出，脱出物长5~10厘米，呈圆锥状，淡红色，表面为环形而有层次的黏膜皱襞，触之较厚，有弹性，肛门松弛，便后有时需用手回纳。Ⅲ度脱垂：直肠及部分乙状结肠脱出，长达10厘米以上，呈圆柱形，触之很厚，肛门松弛无力。Ⅰ度脱垂属于本篇所讲范畴。重度脱肛应该采取系统的综合治疗。

操作部位

1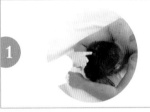

【百会穴】
在头部，前发际正中直上5寸。简便取穴法：折耳，两耳尖向上连线的中点。

2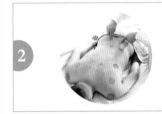

【大肠俞穴】
在脊柱区，第4腰椎棘突下旁开1.5寸。

操作方法

 艾灸法

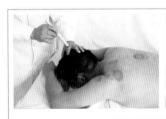 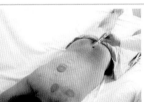 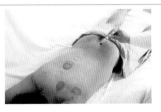

患者取俯卧位，操作者用艾条对准百会穴、大肠俞悬灸，以局部皮肤发热、渗透为宜，同时配合做提肛动作，每日1次，每次以20分钟左右为宜。

注意事项

积极治疗原发病，诸如便秘、久泻、久咳等，有效降低腹压。平时可以多做提肛动作进行锻炼。

病案举例

王某，女，40岁。平素工作较累，经常搬重物，1周前饮食不当引起腹泻，泻后自觉肛门处有软肉突出，检查为Ⅰ度脱肛。按上述方法治疗，并嘱患者每日做20分钟提肛动作，注意休息，避免劳累，治疗10天后痊愈。

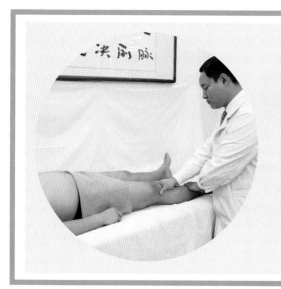

膝关节上楼痛

概述 | 膝关节上楼痛属于膝骨性关节炎的一种常见症状。祖国医学认为，因足阳明胃经经络不通畅，不通则痛所致。本篇所论述主要是由大腿前群肌肉痉挛、挛缩引起者，包括腰2、3椎间盘突出症和膝关节滑膜炎等引起的症状。

操作部位

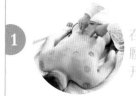
1 【肾俞穴】在背部，第2腰椎棘突旁开1.5寸。

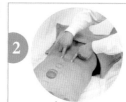
2 【气海俞穴】在背部，第3腰椎棘突下，旁开1.5寸。

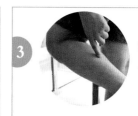
3 【阿是穴】病变部位压痛点。

操作方法

弹拨法、推法

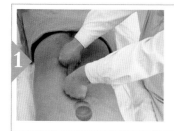
1 患者取俯卧位，操作者站于患者左侧，用拇指分别对准右侧肾俞穴、气海俞穴弹拨大约10分钟，以酸麻胀痛感传至膝关节周围为佳。

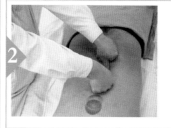
2 患者取俯卧位，操作者站于患者右侧，用拇指分别对准左侧肾俞穴、气海俞穴弹拨大约10分钟，以酸麻胀痛感传至膝关节周围为佳。

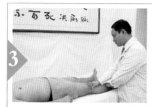
3 嘱患者仰卧位，操作者用左手或右手全掌从膝关节上方，由下向上沿股四头肌方向推至髂前上棘处，力量由轻到重，重复3~5次。

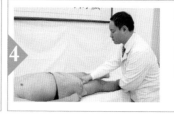
4 若遇到手下有压痛明显处时，可适当加大刺激力量，或延长手法操作时间。

注意事项

预防膝关节炎要从日常生活做起，避免长时间处于一种姿势，更不要盲目地反复屈伸膝关节、揉按髌骨。遇到骨质疏松患者时，运用上述手法下压力要注意轻而不浮。

病案举例 范某，女，45岁。1周前在家久坐低板凳站起时突发膝关节前面疼痛，未曾重视，经休息后未能缓解，次日上楼梯时膝关节感觉牵拉痛，就诊我科门诊。来时检查病人：浮髌试验（－），内外侧副韧带牵拉试验（－），膝关节上方压痛明显，稍有肿胀。按上述方法治疗1次，时间大约20分钟，患者当场疼痛消失，上楼梯时膝关节已不感疼痛。

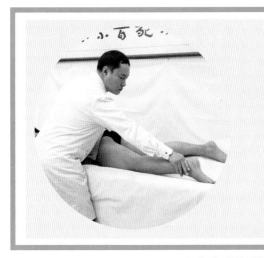

膝关节下楼痛

概述 | 膝关节下楼痛亦属于膝骨性关节炎的一种常见症状。祖国医学认为，本症因足太阳膀胱经经络不通畅，不通则痛所致。本篇所论述主要是由大腿后群肌肉痉挛、挛缩引起，包括腰5~骶1椎间盘突出症、膝关节滑膜炎、膝关节骨质增生等疾病引起的症状。

操作部位

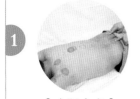

【小肠俞穴】

位于骶正中嵴旁开1.5寸，平第1骶后孔，在骶棘肌起始部和臀大肌起始部之间。

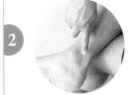

【太溪穴】

位于足内侧，内踝后方与脚跟骨筋腱之间的凹陷处。

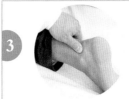

【昆仑穴】

足外踝后方，当外踝尖与跟腱之间的凹陷处。

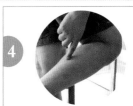

【阿是穴】

病变部位压痛点。

操作方法

弹拨法、推法

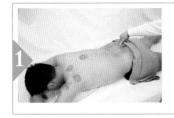

1 患者取俯卧位，操作者站于患者左侧，用拇指对准小肠俞穴弹拨大约10分钟，右侧膝关节疼痛时，以右侧小肠俞为重点，有酸麻胀痛感传至膝关节周围为佳。

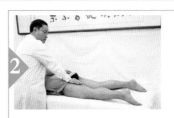

2 用左手或右手全掌从臀部开始由上向下推至踝关节后处。

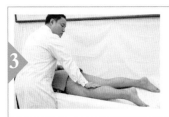

3 若遇到手下有压痛明显处时，可适当加大刺激力量，或延长手法操作时间。

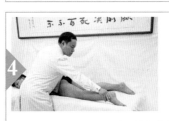

4 顺势点揉两侧太溪穴、昆仑穴，力量由轻到重，重复3~5次。

注意事项

患者平时可俯卧位，脚尖内勾，高抬腿牵拉大腿后部肌肉，或者局部进行热敷。

病案举例 李某，男，50岁。下楼梯时不慎跌倒，左侧下肢着地，次日膝关节感觉疼痛，下楼困难，左侧踝关节亦感不适，就诊我科门诊。检查病人：浮髌试验（－），内外侧副韧带牵拉试验（－），大腿后侧殷门穴周围压痛，腰骶部压痛明显。按上述方法治疗1次，大约20分钟，患者当场疼痛消失，下楼梯未感不适。

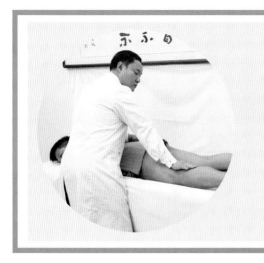

膝关节下蹲困难

概述 | 膝关节下蹲困难是相对于膝关节上下楼痛而言，属于祖国医学"膝痹"范畴。因气血痹阻不通，筋脉关节失于濡养所致。本篇所论述主要是由小腿肥肠肌痉挛、挛缩引起，包括腰5~骶1椎间盘突出症、腘窝囊肿、膝关节滑膜炎、膝关节骨质增生等疾病引起的此类症状。

操作部位

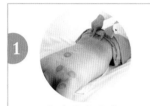

1 【膀胱俞穴】

位于骶部，当骶正中嵴旁1.5寸，平第2骶后孔。

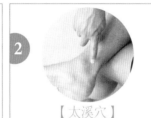

2 【太溪穴】

位于足内侧，内踝后方与脚跟骨筋腱之间的凹陷处。

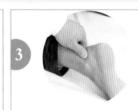

3 【昆仑穴】

足外踝后方，当外踝尖与跟腱之间的凹陷处。

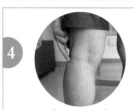

4 【阿是穴】

病变部位压痛点。

操作方法

弹拨法、推法、点法、揉法

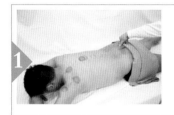

1 患者取俯卧位，操作者站于患者左侧，用掌根对准膀胱俞穴弹拨10分钟左右，右侧膝关节下蹲困难时，以右侧膀胱俞为重点，以酸麻胀痛感传至小腿肚周围为佳。

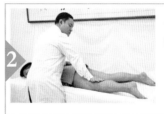

2 用左手或右手全掌从膝关节腘窝处由上向下推至踝关节。

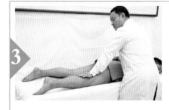

3 顺势点揉两侧太溪穴、昆仑穴，力量由轻到重，重复3~5次。

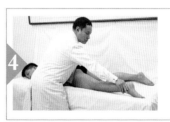

4 若遇到手下有压痛明显处时，可适当加大刺激，或延长手法操作时间。

注意事项

平时尽量减少上下台阶、左右旋转等使膝关节屈曲负重的运动，以减少关节软骨的磨损。

病案举例 张某，女，61岁。患者既往有腰椎间盘突出症病史，以腰部疼痛伴双下肢憋胀无力就诊我科门诊。经针灸推拿结合臭氧注射治疗12次后，上述症状基本消失。大约1周后，患者自述爬楼梯时不慎扭伤膝关节，右侧膝关节上厕所时下蹲困难，站立时需他人搀扶。经上述方法治疗2次后，患者活动自如。嘱其回家后热敷小腿后侧阿是穴，巩固疗效。

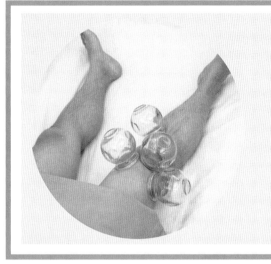

受寒后膝关节痛

概述 | 膝关节受寒后疼痛，属于祖国医学"膝寒痹"范畴，《素问·痹论》所说："风寒湿三气杂至，合而为痹。"本症多因膝关节局部受凉所引起。主要症状是膝关节僵硬、发冷，常因劳累、天阴下雨、气候转凉而加剧，严重者会发生活动受限并常伴有腿软的现象。本篇论述的是因膝关节受凉后引起的疼痛症状。

操作部位

1 【血海穴】
在大腿内侧，髌底内侧端上 2 寸，当股四头肌内侧头的隆起处。

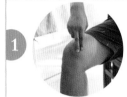

2 【梁丘穴】
屈膝，在大腿前面，当髂前上棘与髌底外侧端的连线上，髌底上 2 寸。图中大拇指尖端即是。

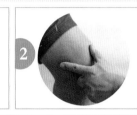

3 【阴陵泉穴】
小腿内侧，胫骨内侧髁后下方凹陷处。

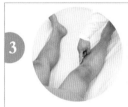

4 【鹤顶穴】
在膝上部，髌底的中点上方凹陷处。

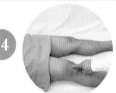

5 【膝眼穴】
膝关节伸侧面，髌韧带两侧凹陷中，左右计 4 穴。

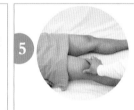

操作方法 ｜ 拔罐法、艾灸法

1 患者取仰卧位，操作者站于患者右侧，先在血海穴、梁丘穴、阴陵泉穴、鹤顶穴周围拔罐。

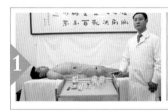
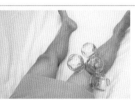

2 在膝眼穴两侧周围涂抹生姜进行艾灸，以局部皮肤发红、透热为度。

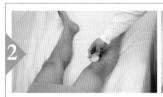
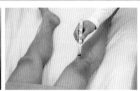

注意事项

治疗的同时要嘱咐患者注意防寒湿，保暖，避免膝关节过度劳累，平时户外亦可带护膝，保护膝关节，但晚上睡觉时必须取下。

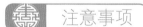

病案举例 李某，女，35 岁。产后双膝关节周围及以下部位自觉发凉、怕冷，受凉劳累后加重，夏天不能穿短裤、裙子。曾口服中药治疗，效果一般，服药期间有好转，停药后又恢复原样。遂就诊我科门诊，经上述方法治疗 15 次后，症状好转一大半，后又嘱其继续治疗一个疗程。第二年再次见到此病人时，诉自行按上述方法治疗后，今年已能穿短裤去海边玩，患者欣喜若然。

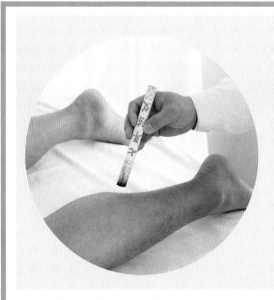

小腿肚抽筋证

概述 | 腓肠肌痉挛就是老百姓俗称的小腿抽筋，或者称之为转筋。常在睡眠中小腿肌肉抽搐拘挛、扭转剧痛。祖国医学认为，本证由气血亏虚、寒湿侵袭等引起。急性发作时多采取用力伸足等方式缓解。本篇所讲方法，以平时保养、预防为主，其中运动损伤后肌纤维拉伤甚至断裂引起者不属于本篇范畴。

操作部位

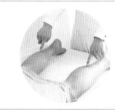

【承山穴】

微微施力勾回脚尖，小腿后侧肌肉浮起的尾端即是。

操作方法 | 拔罐法、艾灸法、盐烫法

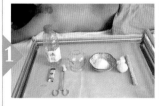

患者取俯卧位，在患侧承山穴拔罐，留罐 15 分钟。

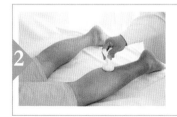

用适量食盐在铁锅内炒热，棉布包裹，烫熨于患侧承山穴处，以局部皮肤感受到温热、逐渐渗透为佳，5~10 分钟为宜。

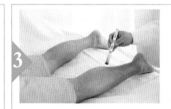

亦可采取艾灸法，取艾条悬灸患侧承山穴，以局部皮肤产生潮红、热感渗透，患者能耐受为度，10 分钟为宜。

注意事项

食盐烫熨和艾灸均需要注意控制温度，不宜长时间停滞在一个部位，以免引起皮肤烫伤。平时生活注意下肢保暖，夏季不宜涉水、受凉。

病案举例

高某，男，50 岁。近日受凉后半夜睡眠中出现小腿抽筋，疼痛剧烈，几分钟后自行缓解，每夜常发作 2~3 次。按上述方法于承山穴处拔罐，留罐 15 分钟，然后艾灸 10 分钟。嘱患者夜间急性发作时用力伸足，并每晚睡前用热盐烫熨承山穴，平时注意保暖。1 周后随访，夜间基本不再发作。

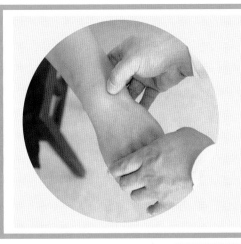

踝关节扭伤

概述 | 踝关节扭伤是临床上最常见的关节扭伤，当跳跃、下楼梯、由高处落地、地面不平等突然足底向内或向外翻转，即可造成踝关节扭伤。临床表现包括伤后立即出现扭伤部位的疼痛和肿胀，随后出现皮肤瘀斑。严重者患足因为疼痛肿胀而不能活动。

操作部位

外踝扭伤

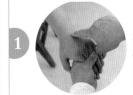

1 【养老穴】
在前臂后区，腕背横纹上1寸，尺骨头桡侧凹陷中。简便取穴法：掌心向上，用一手指按在尺骨头的最高点上，然后手掌旋后，在手指滑入的骨缝中。

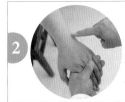

2 【阳池穴】
在腕后区，腕背侧远端横纹上，指总伸肌腱的尺侧缘凹陷中。

内踝扭伤

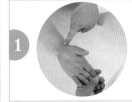

1 【太渊穴】
在腕掌侧横纹桡侧，桡动脉搏动处。

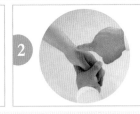

2 【阳溪穴】
在腕区，腕背横纹桡侧，桡骨茎突远端。手拇指向上翘起时，拇短伸肌腱与拇长伸肌腱之间的凹陷中。

操作方法   点法、揉法

外踝扭伤

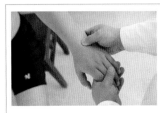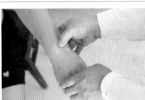

患者取坐位，掌心向下，操作者用食指点揉患肢对侧腕关节的养老穴和阳池穴，点揉2~3分钟，以酸痛为度。

内踝扭伤

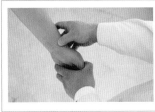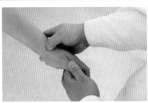

患者取坐位，操作者用拇指或食指点揉患肢对侧上肢的太渊穴和阳溪穴，点揉2~3分钟，以酸痛为度。

注意事项

该方法只适用于轻度踝关节扭伤缓解疼痛，如果疼痛明显、活动受限等应该立即到正规医院就诊，可以进行X线检查，排除骨折、脱位等可能，或进行MRI检查，排除韧带损伤等可能。

病案举例 | 胡某，女，25岁。下楼时不慎左足向内翻转扭伤踝关节，来时见左踝关节内侧轻度肿胀，皮色青紫，自觉疼痛，不能向内翻足，局部压痛（+）。查左踝关节正侧位片，结果显示左踝处骨质未见明显异常。嘱患者以冰块冷敷局部，然后点揉其右手的太渊穴和阳溪穴各3分钟，患者自觉疼痛缓解。嘱其回家卧床休息，并每日自我点揉右手太渊穴和阳溪穴，1周后随访患者已能正常走路。

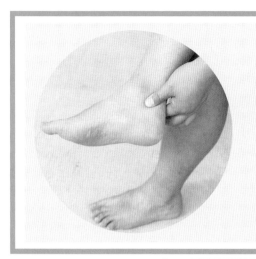

足跟痛

概述 | 足跟痛是临床上常见的症状，又称跟痛症，多见于久立或行走工作者，表现为足跟一侧或两侧疼痛，不红不肿，行走不便，是由足跟的骨质、关节、滑囊、筋膜等处病变引起的疾病。祖国医学认为，足跟痛多属肝肾阴虚、痰湿、血热等原因所致。

操作部位

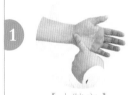

①

【大陵穴】

在腕掌横纹的中点处，掌长肌腱与桡侧腕屈肌腱之间。

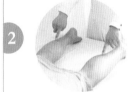

②

【承山穴】

微微施力勾回脚尖，小腿后侧肌肉浮起的尾端即是。

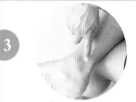

③

【太溪穴】

位于足内侧，内踝后方与脚跟骨筋腱之间的凹陷处。

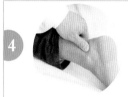

④

【昆仑穴】

足部外踝后方，外踝尖与跟腱之间的凹陷处。

操作方法　点法、揉法

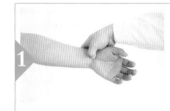

1 突然跟痛者，嘱患者取站立位，操作者在患足对侧大陵穴处寻找显著压痛点，点揉2~3分钟，以局部疼痛、酸困明显、患者能耐受为度。并同时嘱患者先缓慢活动踝关节，然后再跺几下脚，行走几步。

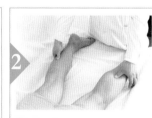

2 患者俯卧位，以拇指点揉承山穴。

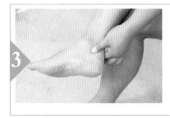

3 长期跟痛者，可以取坐位，患者自行操作，用拇指与食指相对用力点揉太溪穴与昆仑穴120次。

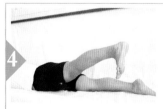

4 患者后抬腿并勾脚尖，使骨盆向前倾，减轻走路时对足跟的重力。

注意事项

平时宜穿软底、舒适的运动鞋，不宜长时间站立、远距离行走，外出运动后宜温水泡脚。

病案举例 关某，女，55岁。年轻时常穿高跟鞋，且工作时需要长时间站立，近两年自觉走路较多即右足跟内侧疼痛，休息后能缓解。前日爬山后自觉右足跟内侧疼痛，影响走路。按上述方法在患者左手大陵穴处找到痛点，按揉3分钟，同时嘱患者先缓慢活动踝关节，然后再跺几下脚，行走几步，疼痛明显缓解。再嘱患者回家后拿揉患侧足部的太溪穴与外侧昆仑穴120次，每日2~3组，并穿软底、舒适的运动鞋，尽量避免长时间站立、远距离行走，外出运动后用温水泡脚。1个月后随访，患者足跟痛未再发作。

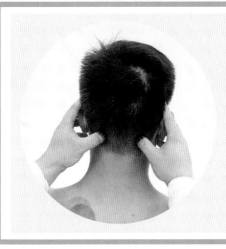

慢性疲劳综合征

概述 | 慢性疲劳综合征是一种身体出现慢性疲劳症状的病症，具体定义是连续 6 个月以上原因不明的强度疲劳感觉或身体不适，休息后不能缓解。表现为记忆力或注意力下降、咽痛、颈部僵直、肌肉疼痛、多发性关节痛、反复头痛、睡眠质量不佳、醒后不轻松。坐班族、生活方式不健康者、精神压力过大者是高发人群。

操作部位

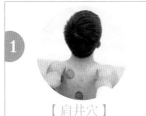

1 【肩井穴】
在肩胛区，大椎与肩峰端连线的中点上，前直对乳中。

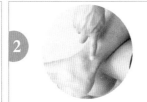

2 【太溪穴】
在足内侧，内踝后方，当内踝尖与跟腱之间的凹陷中。

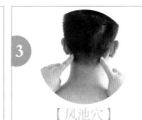

3 【风池穴】
枕骨下方的两侧凹陷处。

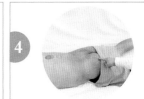

4 【环跳穴】
在股外侧部，侧卧屈股，当股骨大转子最凸点与骶管裂孔连线的外 1/3 与中 1/3 交点处。

操作方法

拿法、揉法、点法、按法

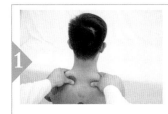

1 患者取坐位，操作者站于患者头后方，用双手拇指与其余四指相对用力拿揉肩井穴，以提起肩部肌肉并使之放松为佳，拿揉 3~5 分钟。

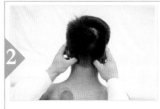

2 双手大拇指点按双侧风池穴。

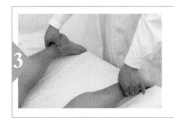

3 拇指指腹点揉太溪穴，每穴各 2~3 分钟，以穴位产生酸胀、疼痛感、患者能耐受为度，每天次数不定。

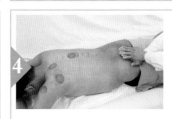

4 操作者用全掌或两手重叠揉按两侧环跳穴各约 5 分钟，以双下肢发热、能耐受为度。

注意事项

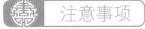

平时可以适当行深蹲锻炼，下蹲时呼气，站起时吸气。除了以上方法外，调节生活方式，养成良好的饮食习惯、作息规律，要劳逸结合，才能更好地缓解或治疗本证。

病案举例 张某，女，35 岁。平素经常熬夜及出差开会，近 1 年常自觉疲乏，颈部僵直，夜间入睡困难，睡时多梦，醒后仍觉疲惫，工作生活中总是忘事。按上述方法予推拿点穴，并对患者进行 5 分钟深蹲训练，当夜睡眠较好。连续治疗 1 周后患者精神状态明显好转，睡眠质量提高，嘱患者坚持每日自我点穴和做深蹲锻炼，合理安排工作和休息。1 年后随访，患者精神饱满，工作和生活井井有条。

感 冒

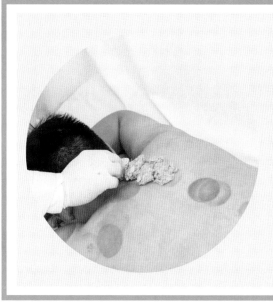

概述 | 感冒俗称伤风，由细菌或病毒感染引起，是一种常见的外感性疾病，表现为鼻塞、流涕、打喷嚏、头痛、身痛、咽痛、恶寒、发热、流泪、食欲不振等症状。祖国医学认为，外感风寒热邪之后，以致卫表不和、肺失宣肃而为病，辨证分为风热感冒、风寒感冒、体虚感冒等。

操作部位

1 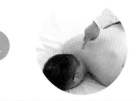 【大椎穴】在脊柱区，后正中线上，第7颈椎棘突下凹陷中。

1 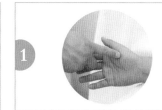 【感冒穴】第1掌骨上2/3和下1/3的交点。

操作方法 | 中药外敷法、刺络放血法、拔罐法、点法、揉法

风寒感冒

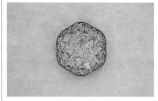 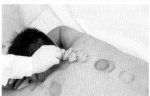 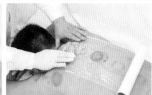

患者取俯卧位，把生姜捣碎外敷大椎穴，加保鲜膜敷盖20分钟。

风热感冒

1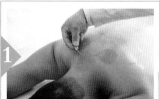

大椎穴刺络拔罐。

2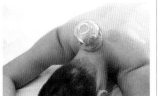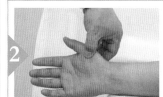

患者取俯卧位，操作者点揉其感冒穴，双手各10分钟，1次/日。开始点穴前，先在穴位上寻找敏感点或结节，在敏感点上先轻柔，后逐渐加重，至结节变软或消失，敏感点疼痛明显减轻。

注意事项 | 生姜刺激性较强，皮肤敏感者防止灼伤，点穴由轻到重，不宜用力过重而损伤局部组织。

病案举例 沈某，男，36岁。夜间外出感受风寒，全身酸痛、鼻塞流涕、恶寒发热、手脚冰凉、微头痛，体温38.3℃。诊断为风寒感冒。用生姜捣碎外敷大椎穴，同时点揉感冒穴，10分钟后全身发热，20分钟后开始发汗，鼻塞流涕症状消失。喝温开水后半小时，患者排出小便，测体温37.2℃，次日巩固1次后痊愈。

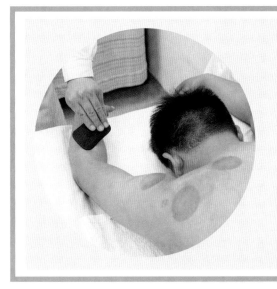

中暑

概述 | 中暑是指长时间在高温环境下进行体力活动引起机体体温调节功能紊乱所致的一组临床症候群，表现为口渴、食欲不振、头痛、头昏、多汗、疲乏、虚弱、恶心、呕吐、心悸、脸色干红或苍白、注意力涣散、动作不协调、体温正常或升高等。

操作部位

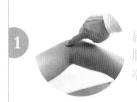
【曲池穴】
屈肘90°，肘横纹外侧端。

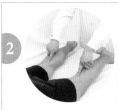
【委中穴】
腘横纹中点，股二头肌腱与半腱肌肌腱的中间。

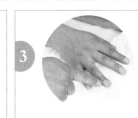
【十宣穴】
位于人体手指尖，距离手指甲与手指肉边缘0.1寸，左右两边加起来共10个穴。

操作方法 | 刮痧法、刺络放血法

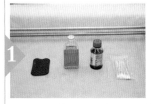
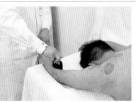
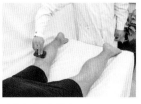

1. 患者取俯卧位，裸露上肢皮肤，操作者先找到患者的曲池穴，在穴位处涂抹刮痧油，然后一手托住其前臂，一手拿刮痧板在穴位处反复多次的向下刮，直到出现痧点为止，然后用毛巾擦去残留的刮痧油。然后按上述方法刮其委中穴。操作完毕嘱患者多饮温水。

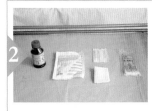
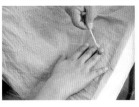
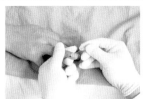

2. 十宣穴点刺放血，分别在局部消毒后，用一次性针头或消毒后的三棱针斜刺，每穴挤出暗红色血液5~8滴，擦干净后再次消毒。

注意事项 |

针刺前注意局部清洁消毒，避免感染。点刺前和患者沟通好，不要突然下针。有传染病者做好消毒、隔离和血液的处理。

陈某，女，20岁。在烈日下暴晒2小时，自觉头晕、乏力、恶心、站立不稳，由同伴扶来，其面色干红，口唇干裂。按上述方法在患者曲池穴及委中穴处刮痧，刮出大片紫红色痧点。嘱患者频饮温水，回去休息，次日随访已痊愈。

腕关节慢性劳损

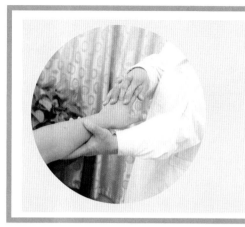

概述 | 由于外力或者腕关节长期超负荷劳累，导致相应的腕部韧带筋膜等软组织损伤，在相应或相反的受力部位发生肿胀，腕部酸痛无力，局部有压痛、肿胀，腕关节的功能活动受到限制为主要表现的疾病。常见于鼠标手、手机指人群，属于祖国医学"痹症"范畴。

操作部位

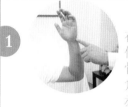
1 【腕骨穴】
在手掌尺侧，第5掌骨基底与三角骨之间的赤白肉际凹陷中。

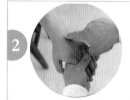
2 【养老穴】
在前臂后区，腕背横纹上1寸，尺骨头桡侧凹陷中。简便取穴法：掌心向上，用一手指按在尺骨头的最高点上，然后手掌旋后，在手指滑入的骨缝中。

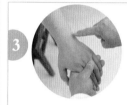
3 【阳池穴】
在腕后区，腕背侧远端横纹上，指总伸肌腱的尺侧缘凹陷中。

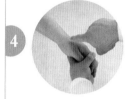
4 【阳溪穴】
在腕区，腕背横纹桡侧，桡骨茎突远端。手拇指向上翘起时，拇短伸肌腱与拇长伸肌腱之间的凹陷中。

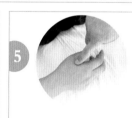
5 【合谷穴】
在第1、2掌骨之间，第2掌骨桡侧之中点处。简便取穴法：拇、食两指张开，以另一手的拇指关节横纹放在虎口上，当虎口与第1、2掌骨结合部连线的中点。

操作方法 | 点法、揉法、牵抖法

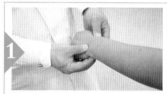
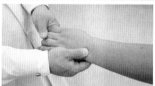
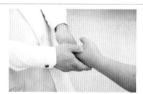

患者取坐位，操作者用食指分别点揉阳池穴、阳溪穴、养老穴、腕骨穴、合谷穴，每穴点揉2~3分钟，以酸胀为度。

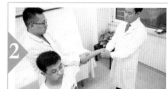
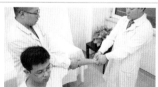
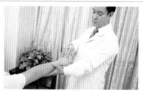

请助手协助牵拉患者上臂以固定，操作者双手握患者手掌部，与助手做相对用力牵拉，力量均匀，由轻到重，当持续牵引1~2分钟后，放松30秒，再做第2次牵引，连续牵引3次，最后操作者五指夹持患者患侧手掌提起并牵抖30秒放松。

注意事项

该方法只适用于轻度腕关节扭伤缓解疼痛，如果疼痛明显、活动受限等应该立即到正规医院就诊，可以进行X线检查，排除骨折、脱位等可能，或进行MRI检查，排除韧带损伤等可能。

病案举例 李某，男，23岁。打篮球时不慎扭伤右侧腕关节，局部疼痛明显，无明显肿胀前来就诊。行腕关节X线检查未发现骨折等异常。予以腕关节手法牵引，配合局部点穴疗法，操作完毕后即感腕关节疼痛明显缓解，活动范围改善。嘱患者局部24小时之内切勿热敷。2日后复诊，予以手法再次治疗，1周后未再疼痛。

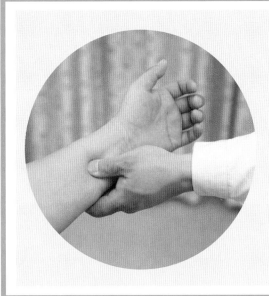

晕车、晕船

概述 | 有些人在乘车、船时出现的神经紊乱症状，表现为眩晕、恶心、呕吐，常伴有头痛、烦闷、面色苍白、出汗及不同程度的眼球震颤等。

操作部位

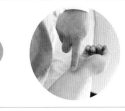

【内关穴】

在前臂前区，当曲泽与大陵的连线上，腕横纹上2寸，掌长肌腱与桡侧腕屈肌腱之间。

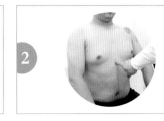

【鸠尾穴】

在上腹部，前正中线上，剑胸结合下1寸。

操作方法 点法、揉法、按法、拿法、捏法

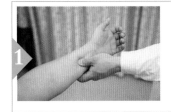

1 患者取坐位，后背部可倚靠，充分放松后，先点揉内关穴，以局部产生明显酸痛为佳，以患者耐受为度，嘱患者适当深呼吸，调整呼吸方式为腹式呼吸。

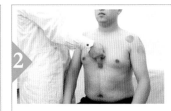

2 以拇指或食指点按鸠尾穴，吸气时轻按，呼气时力量逐渐加重，力度以不引起患者难受为度。

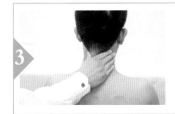

3 以拇指与其余四指相对用力拿捏颈项部，放松患者颈项部肌肉，嘱患者可适当仰头以配合手法放松。

注意事项

遇到此类患者时，治疗结束后，一定要嘱咐其好好休息，饮食不宜过饱。

 病案举例

任某，女，28岁。自幼晕车，每次坐车后不到10分钟即开始恶心、呕吐，自觉烦闷、全身乏力，旁人可见其面色苍白。嘱患者每次坐车时按上述方法点揉内关穴和鸠尾穴，配合腹式呼吸。

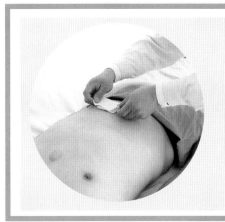

自汗、盗汗

概述 | 在觉醒状态下，不受外界环境因素影响而时时汗出，轻微的活动后即大量出汗，称为"自汗"；在睡眠中出汗，醒后汗出即止者称之为"盗汗"。祖国医学认为，自汗、盗汗是由于人体阴阳失调，腠理不固，而致汗液外泄失常的病症。

操作部位

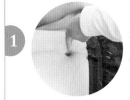
1 【神阙穴】 在腹中部，脐中央。

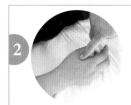
2 【合谷穴】 在手背，第1、2掌骨间，第2掌骨桡侧的中点处。或以一手的拇指指骨关节横纹，放在另一手拇、食指之间的指蹼缘上，当拇指尖下是穴。

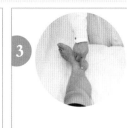
3 【复溜穴】 正坐垂足或仰卧位，在太溪上2寸，跟腱之前缘处取穴。

操作方法

点法、按法、中药外敷法

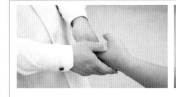 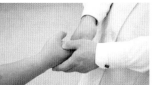 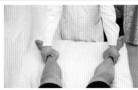

操作者以拇指分别点揉双侧合谷穴，接着，以双手拇指点揉双侧复溜穴，以患者产生酸胀感为度，每穴3~5分钟为宜。

自汗
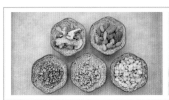 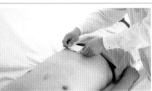

黄芪、白术、党参、防风各5克，五倍子10克，上药研为细末，米醋调成糊状外敷神阙穴，外盖纱布后以胶布固定，每日换药1次。

盗汗
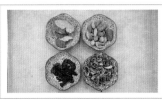 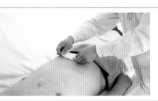

生地、黄柏、何首乌各5克，五倍子10克，上药研为细末，米醋调成糊状外敷神阙穴，外盖纱布后以胶布固定，每日换药1次。

注意事项

此类患者要多喝水，不吃生冷、坚硬及变质的食物，禁辛辣刺激性强的调味品，适当的运动以增强体质。若盗汗严重者并伴有咳嗽、体重减轻者，要及时排除结核可能。

病案举例

关某，女，35岁。平素易出汗，稍加活动后即大量出汗，以致经常受风感冒。予患者以黄芪、白术、党参、防风各5克，五倍子10克，研为细末，米醋调成糊状外敷神阙穴，外盖纱布后以胶布固定，每日换药1次，连续治疗1周后出汗明显减少。

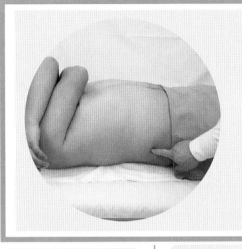

肥胖

概述 |《素问·通评虚实论》记载："凡治消瘅、仆击、偏枯、痿、厥、气满发逆，甘肥贵人则高粱之疾也。" 肥胖是由多种因素引起的慢性代谢性疾病。祖国医学认为，多与饮食不节、情志内伤、脏腑虚弱、痰湿阻滞、久坐少劳等因素有关。本篇所讲述的是针对单纯性肥胖患者，全身脂肪分布比较均匀，也不存在内分泌紊乱现象，也无代谢障碍性疾病。

操作部位

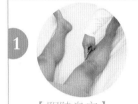

① 【阴陵泉穴】
位于人体的小腿内侧，膝下胫骨内侧凹陷中。

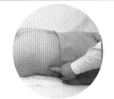

② 【带脉穴】
位于人体侧腹部，第11肋骨游离端下方垂线与脐水平线的交点上，肝经章门穴下1.8寸处。

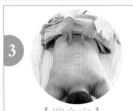

③ 【脾俞穴】
位于背部，第11胸椎棘突下，旁开1.5寸。

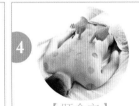

④ 【肝俞穴】
位于背部，第9胸椎棘突下，旁开1.5寸。

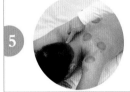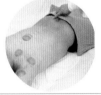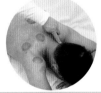

⑤ 【夹脊穴】
在背腰部，第1胸椎至第5腰椎棘突下两侧，后正中线旁开0.5寸，一侧17个穴位。

操作方法 | 点法、揉法、拿法、弹拨法

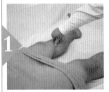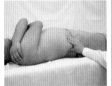

① 患者取仰卧位，用拇指或食、中指点揉阴陵泉穴，力度由轻到重，然后以拇指与四指相对用力拿带脉穴，以局部产生明显的酸胀疼痛感向腹部四周放射为佳，每穴3~5分钟。

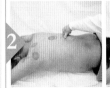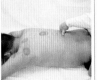

② 嘱患者取俯卧位，操作者站立于患者右侧，用拇指分别对准脾俞穴、肝俞穴弹拨大约5分钟，以透热为度。

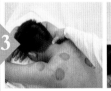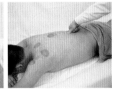

③ 从上到下依次弹拨两侧颈夹脊、胸夹脊、腰夹脊5~10分钟，以后背发热为度。同样的方法操作左侧。

注意事项

肥胖患者平时应忌食生冷、辛辣、油腻等刺激性食物，但不可过度节食。在运用手法期间，也要适当配合运动。

病案举例 冯某，女，30岁。身高158厘米，体重78千克，形体肥胖，平素饮食一般，爱吃零食，晚饭进食量大，喜冷饮，月经常推后8~10天，痛经，且经量少有血块，白带分泌量多，伴乏力和小腹怕冷。按上述方法治疗1疗程10次后患者精神好转，月经也较前规律，除稍有疼痛外，其余无不适感，体重降到75千克。嘱患者注意饮食调理，适度运动，继续巩固调理2个疗程。

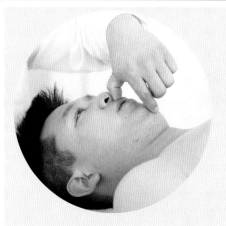

晕 厥

概述 | 晕厥是大脑一过性缺血、缺氧引起的短暂性的意识丧失。历时数秒至数分钟，发作时不能保持正常姿势，故不能站立而晕倒，但恢复较快。造成脑血流量突然减少的原因有血压急剧下降、心排出量骤然减少、脑动脉急性而广泛的供血不足，准确诊断的病因是防止晕厥反复发作的关键。祖国医学认为，晕厥多由元气虚弱、病后气血未复、产后失血过多、操劳过度、骤然起立或因情志异常波动等致使经气一时逆乱，十二经脉气血不能上充于头，阳气不能通达于四末而致，清窍受扰而突然昏倒。

操作部位

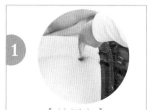

1 【神阙穴】
即肚脐，是人体任脉上的重要穴位，与后背命门穴位对应并贯穿。

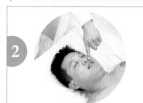

2 【水沟穴】
位于上唇上中部，人中沟的上 1/3 与中 1/3 的交点。

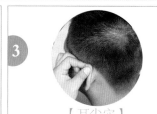

3 【耳尖穴】
耳尖穴属于经外奇穴，位于耳郭的上方，当折耳向前，耳郭上方的尖端处。

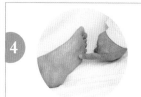

4 【涌泉穴】
位于足前部凹陷处第2、3趾趾缝纹头端与足跟连线的前 1/3 处。

操作方法 | 艾灸法、掐法、刺络放血法

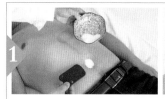 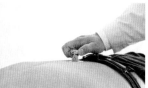 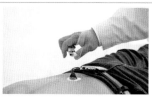

1 患者取仰卧位，在神阙穴填满食盐，然后在此穴位进行艾灸，待患者四肢发热后即可，大约20分钟。

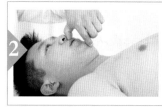 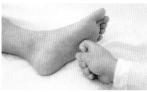

2 若属危急重症者，应及时用左手或者右手大拇指掐水沟穴，待患者苏醒为宜。如未有任何知觉者，可在耳尖、涌泉穴点刺放血。亦可配合喝生姜红糖水。

注意事项

晕厥时表现为血压骤然下降、心率减慢而微弱、面色苍白，应注意有无尿失禁、肢体抽搐、咬破舌头以及发作持续的时间等，此时应拨打120急救电话处理，以免延误病情。

  病案举例

胡某，男，46岁。在我科门诊就诊时，因久坐突然站立时出现双眼发黑，短暂意识丧失，伴有四肢发冷、恶心呕吐。当场用大拇指掐水沟穴，待患者苏醒后，在神阙穴填满食盐，进行艾灸，大约20分钟后，患者四肢发热。嘱其配合喝生姜红糖水，半小时后恢复正常。

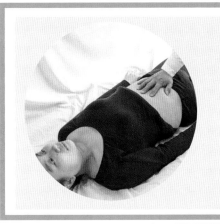

痛 经

概述 | 痛经是指经期或行经前后出现的周期性小腹疼痛，以青年女性多见。现代医学将其分为原发性和继发性两种。本篇所讲述的为原发性痛经，即没有器质性病变者。

操作部位

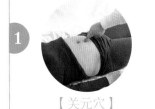

①

【关元穴】

在下腹部，前正中线上，脐下3寸。

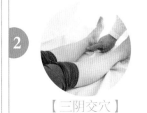

②

【三阴交穴】

在小腿内侧，内踝尖上3寸，胫骨内侧缘后际。

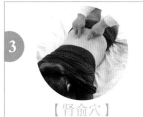

③

【肾俞穴】

正坐或俯卧位，在脊柱区，第2腰椎棘突下旁开1.5寸。

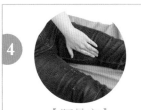

④

【阿是穴】

大腿内侧疼痛处。

操作方法

点法、弹拨法、振腹法

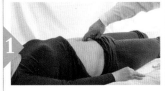

① 患者取仰卧位，操作者以拇指或食指指腹点关元穴、三阴交穴，每穴3~5分钟，以局部产生困痛、酸胀感且能耐受为度。

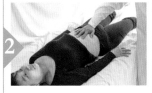

② 操作者右手掌置于患者肚脐以下腹部，以每分钟100~150次频率振动，局部产生热感下传到双下肢为宜。

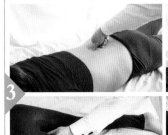
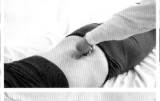
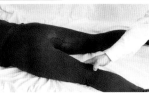
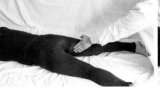

③ 患者取俯卧位，操作者站于患者左侧，以拇指指腹分别弹拨两侧肾俞穴，3~5分钟，以患者能耐受为度。接着，左手食指、中指、无名指以及小指指腹弹拨右侧股内收肌群，同理，弹拨左侧股内收肌群。

注意事项

治疗应从经前3~5天开始，至月经期末。连续治疗3个月为宜。

病案举例 李某，女，28岁。上学时爱吃冰激凌，每次来月经前几天及月经第1天小腹疼痛，月经量多有血块。查妇科彩超未见明显异常。按上述方法每次月经前3天左右开始治疗，至月经结束，治疗3个月经周期后痛经明显缓解，经血中血块减少。嘱患者忌食生冷、辛辣，继续调理3个周期后痊愈。

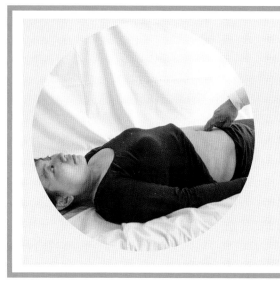

月经不调

概述 | 月经不调是指月经失去正常规律性，其特征是经期提前或推后 7 天以上，且连续两个周期以上者为月经先期或后期；月经周期或前或后没有规律连续 3 个周期以上者为月经先后不定期；月经量或多或少为月经过多或过少；色、质改变异常与经期、经量异常同时发生。祖国医学认为，本病与气血失调、情绪等有关。

操作部位

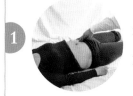

1 【气海穴】
在下腹部，前正中线上，脐下 1.5 寸。

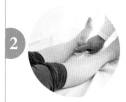

2 【三阴交穴】
在小腿内侧，足内踝尖上 3 寸，胫骨内侧缘后方。

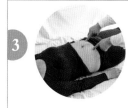

3 【子宫穴】
在下腹部，脐下 4 寸，前正中线上旁开 3 寸。

操作方法

点法、揉法、艾灸法

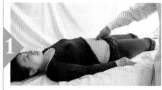 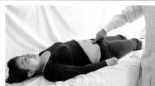 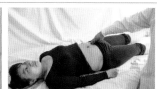

1 患者取仰卧位，操作者位于其右侧，分别点揉气海、子宫、三阴交穴各 3~5 分钟，以酸胀为度。

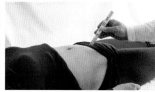 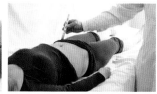 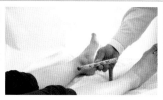

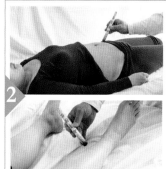

2 手脚冰凉、腹部喜温喜按者可改用艾条灸 15~30 分钟。

注意事项

月经严重不调者需到医院配合药物调理，平时经期注意保养。

病案举例
董某，女，35 岁。平素喜冷饮，近半年来每次 40 天左右来月经，伴有乳房憋胀，月经量少有血块，查妇科彩超未见明显异常。按上述方法每次月经前 1 周和结束后 1 周治疗，经过治疗 3 个月经周期后月经量明显增多，继续巩固治疗 3 个月经周期后，每次大约 27 天来月经。后嘱患者平素忌食生冷辛辣，继续调理 2 个周期以观其效。

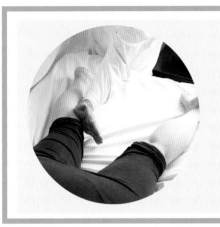

带下多

概述 | 指带下量明显增多，色、质、气味异常，或伴有局部及全身症状者。由久居湿地、涉水、淋雨感受外湿及脾虚等所致。

操作部位

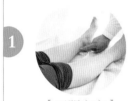

【三阴交穴】

在小腿内侧，足内踝尖上3寸，胫骨内侧缘后方。

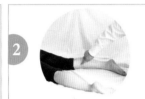

【阴陵泉穴】

在小腿内侧，胫骨内侧髁后下方凹陷中。

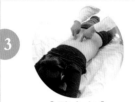

【脾俞穴】

位于人体的背部，在第11胸椎棘突下旁开1.5寸。

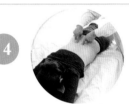

【肾俞穴】

位于人体的背部，在第2腰椎棘突下旁开1.5寸。

操作方法

推法、点法、揉法、按法

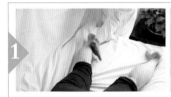 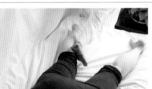 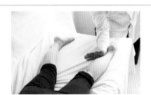 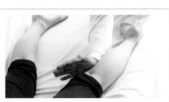

1 患者取俯卧位，操作者用掌根或拇指沿两侧胫骨内侧缘脾经循行由三阴交穴向上推至阴陵泉穴，30~50次。

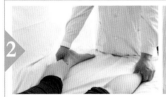 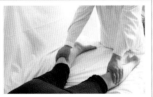

2 用拇指或食、中指重点点揉三阴交穴、阴陵泉穴，力度由轻到重，以局部产生明显的酸胀、疼痛感为佳，每穴3~5分钟。

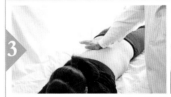 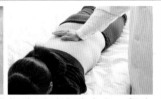

3 操作者站于患者左侧，用掌根分别对准脾俞穴、肾俞穴按揉大约5分钟，以透热为度。

注意事项

带下过多久治不愈者要定期进行妇科普查，发现病变及时治疗，平时保持外阴清洁干爽，勤换内裤。注意经期、产后卫生，禁止盆浴，不宜过食肥甘或辛辣之品，以免滋生湿热。

病案举例

关某，女，28岁。形体偏瘦，劳累或受凉后即带下量明显增多，色淡、质稀、味淡，前日淋雨后自觉白带分泌量多，伴乏力和小腹怕冷。按上述方法治疗3次后患者白带量较前明显减少，精神好转，嘱患者注意休息和保暖，1周后随访痊愈。

胎位不正

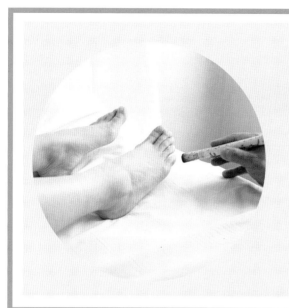

概述 | 胎位不正是指孕妇在妊娠 30 周之后产检时发现胎位异常。正常胎位多为枕前位，多见于腹壁松弛的孕妇或经产妇。

 操作部位

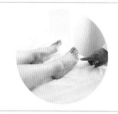

【至阴穴】
在足小趾外侧趾甲角旁 0.1 寸。

 操作方法 | 艾灸法

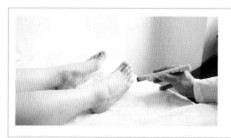

患者取半仰卧位，孕妇排空小便，松解腰带，以艾条温和悬灸于至阴穴上，每次 15~20 分钟，每天 1~2 次，3 天后复查，至胎位转正为止。

 注意事项

治疗后指导孕妇做膝胸卧位 10~15 分钟，能提高疗效。因子宫畸形、骨盆狭窄、盆腔肿瘤等因素导致的胎位不正，不适合本篇所讲方法。应尽早到正规医院妇产科就诊，以免发生意外。

 病案举例

刘某，女，29 岁。妊娠 35 周，产检时发现胎儿臀位，余无异常。按上述方法每日艾灸至阴穴 15 分钟，且治疗后指导患者做膝胸卧位 10 分钟，1 周后复查彩超，胎儿已恢复枕前位。

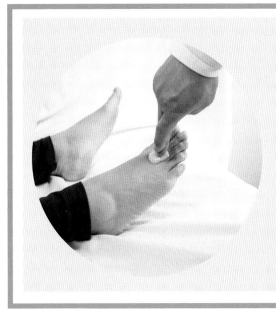

妊娠呕吐

概述 | 妊娠早期到妊娠16周之间出现恶心、呕吐、头晕、倦怠，甚至食入即吐等早孕反应，称为妊娠呕吐。

操作部位

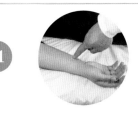

1 【内关穴】

位于前臂掌侧，曲泽与大陵的连线上，腕横纹上2寸，掌长肌腱与桡侧腕屈肌腱之间。

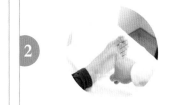

2 【内庭穴】

在足背第2、3跖骨结合部前方凹陷处。

操作方法 | 按法、揉法

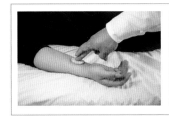 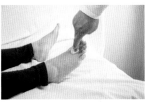

妊娠呕吐时，切取两片生姜，敷在两侧的内关穴、内庭穴，可轻轻按揉，以患者局部产生轻微酸胀感为宜，不宜用力过大，时间以3~5分钟为佳。如若呕吐严重者，可以口含2~3片生姜，慢慢嚼服。

注意事项 | 皮肤对生姜过敏者慎用。切勿用蛮力点按穴位，避免强刺激穴位。

病案举例

刘某，女，29岁。妊娠5周，自怀孕起即有恶心，近日越发严重，食入即吐，伴头晕乏力。嘱患者以新鲜的生姜片贴敷于双侧内关穴和内庭穴，并轻轻按揉5分钟，1次/日，1周后随访患者呕吐明显缓解。

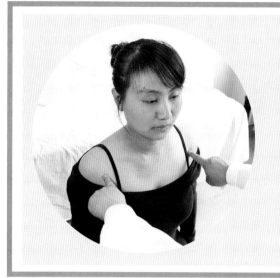

乳腺增生

概述 | 乳腺增生是女性最常见的乳房疾病，主要表现为一侧或两侧乳房出现单个或多个肿块，多伴有周期性乳房疼痛，且多与情绪及月经周期有明显关系，发病原因主要是由内分泌激素失调所致。祖国医学认为，其和情志不畅关系极为密切。本篇目的在于普及相关常识，防微杜渐。乳腺增生囊性肿物大、或数量多时，应及时就诊正规医院。

操作部位

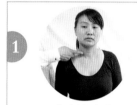
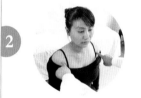
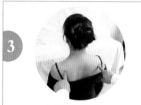
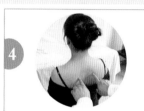

【人迎穴】
位于颈部，喉结旁，胸锁乳突肌的前缘，颈总动脉搏动处。

【云门穴】
位于胸部，锁骨下窝凹陷中，肩胛骨喙突内缘，前正中线旁开 6 寸。

【经验效穴】
肩胛岗中点下缘。

【厥阴俞】
在背部，第 4 胸椎棘突下旁开 1.5 寸处。

操作方法

点法、揉法、刺络法、拔罐法

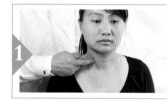
患者取坐位，操作者位于其身后，点揉人迎穴 2~3 分钟，手法轻柔，点揉完一边再点揉另一边。

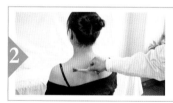
嘱患者取坐位，于肩胛岗中点下缘以及厥阴俞、云门穴局部消毒。

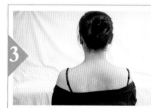
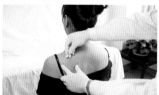
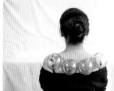
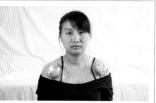

用一次性针头或消毒的三棱针斜刺，加拔火罐，流出暗红色血液少许，留罐 10 分钟。

注意事项

点揉人迎穴时，要拨开颈动脉，而且手法要轻柔，一定是点揉完一侧再点揉另一侧，切勿双侧同时点揉。针刺前注意局部清洁消毒，避免感染。点刺前和患者沟通好，不要突然下针。有传染病者做好消毒、隔离和血液的处理。

病案举例
关某，女，35 岁。因产后半年，每逢月经前自觉双乳房部憋胀疼痛，生气后加重，且伴月经量少、色质暗，晨起口苦、纳差。在我院妇科行双乳及周围淋巴结彩超示：双侧乳房乳腺增生。运用上述方法治疗后，并嘱患者每周 1 次，治疗 3 次后，乳房部不适感已经消失。嘱其回家后自行坚持局部点揉人迎穴、云门穴。

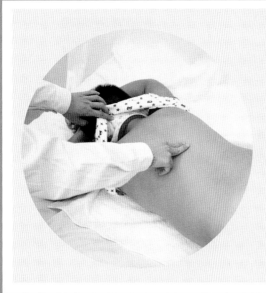

小儿发热

概述 | 小儿发热是小儿常见的一种症状,指患儿体温超过正常范围高限。正常小儿腋表体温为 36~37℃(肛表测得的体温比口表高约 0.3℃,口表测得的体温比腋表高约 0.4℃),腋表如超过 37.4℃可认为是发热。发热程度分级(腋表)为:低热 37.5~38℃;中等热 38.1~39℃;高热 39.1~40℃;超高热 40℃以上。

操作部位

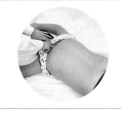 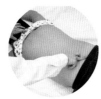

【脊柱】
上自大椎穴起,下至尾骨之间成一直线。

操作方法 | 推法

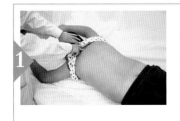

1 患儿取俯卧位,背部保持平直、放松。操作者站于患儿一侧,用食、中指指腹以温水为介质,自患儿大椎穴由上而下直推至尾骨端。

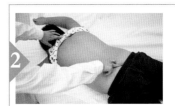

2 如此反复约 300 次,以患儿局部皮肤发红透热为度。此法可 1 天操作 2 次。

注意事项

如小儿发热时精神状态极差,尤其有惊厥病史的小儿,应及时到医院就诊。

病案举例

张某,女,1 岁。发热一天半,上午来诊时体温 39℃,双颊色红,唇红,精神尚可,无流涕及咳嗽,家长述患儿 2 天未大便。按上述方法予以推脊治疗 300 次,下午 5 点左右患儿即排出大量粪便,味臭秽,体温降至 38℃,继续推脊治疗 200 次,并嘱家长多喂水,饮食清淡,次日患儿热退。

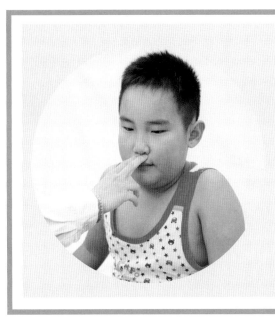

小儿鼻塞

概述 | 小儿本身的呼吸通道如鼻孔、鼻腔比较狭窄，故稍有分泌物或黏膜肿胀就易阻塞，影响小儿呼吸。多数小儿因感冒引发鼻塞，常伴有流涕及喷嚏，部分患儿可因急慢性鼻炎引发鼻塞。

操作部位

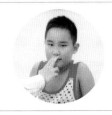

【黄蜂入洞（口禾髎）】

两鼻孔下。

操作方法 揉法

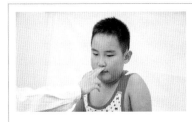

患儿取坐位，操作者位于患儿前方，以一手轻扶患儿头部，使患儿头部相对固定，另手食、中两指的指端着力，以温水为介质，紧贴在患儿两鼻翼内侧下缘处，以腕关节为主动，带动着力部分做反复不间断揉动50~100次。

注意事项

本法适用于流清涕的患儿，流黄浊涕者不宜用此法。操作时应用干净的温水，且及时擦净流下的水，以免流入患儿口中。

病案举例 | 王某，男，2岁。一天前因受凉后开始鼻塞，伴流清涕、打喷嚏，来诊时见患儿面色淡白，鼻塞不通，时流清涕，无发热，精神尚可。按上述方法以食、中指端蘸温水为患儿做黄蜂入洞100次，擦去患儿流出的清涕及残留在鼻孔下方的温水，患儿呼吸即较前顺畅。嘱家长回去用温毛巾给患儿擦脸，用棉棒蘸淡盐水清洗患儿鼻腔。次日患儿鼻塞明显好转，流清涕减少，继续巩固治疗一次基本痊愈。

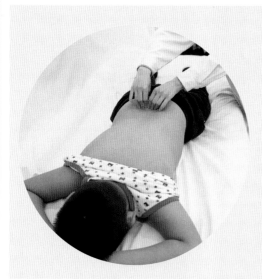

小儿厌食症

概述 | 小儿厌食症是一种慢性消化功能紊乱综合征，以长期的食欲减退或消失、食量减少为主要症状，是儿科常见病、多发病，1~6岁小儿多见，严重者可导致营养不良、贫血、佝偻病及免疫力低下，对儿童的生长发育有不同程度的影响。

 操作部位

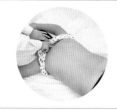 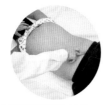

【脊柱】
上自大椎穴起，下至尾骨之间成一直线。

 操作方法 | 捏法

1 患儿取俯卧位，背部保持平直、放松。操作者站于患儿后方，先用手掌面以滑石粉为介质自上而下按揉患儿背部约2分钟，使其背部肌肉放松。	**2** 操作者者将两手的中指、无名指和小指握成半拳状，食指半屈，用双手食指中节靠拇指的侧面，抵在孩子的尾骨处。

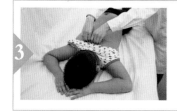 **3** 大拇指与食指相对，向上捏起皮肤，同时向上捻动，两手交替，沿脊柱两侧自长强穴（位于尾骨端与肛门之间，肛门后上3~5厘米处）向上边推边捏边放，一直推到大椎穴（第7颈椎棘突下凹陷中），此为捏脊1次，一般每次捏3~5次。

注意事项 | 对于厌食患儿家长不可过多强调孩子不爱吃饭，或者孩子不爱吃什么，这样会对孩子形成一种心理暗示，应该多鼓励和积极引导孩子。

病案举例 | 李某，女，3岁。自出生以来食量一直偏少，且家长喂养过于精细，曾服中药调理，效果欠佳。患儿来诊时体型瘦弱，面色萎黄，精神尚可，家长述食量仅为同龄小儿的一半。按上述方法予以捏脊治疗，次日家长述食欲较前好转。嘱其饮食营养要全面，多吃粗粮杂粮和水果蔬菜，节制零食和甜食，少喝饮料，定时定量进餐，同时每日睡前捏脊5次以巩固疗效。

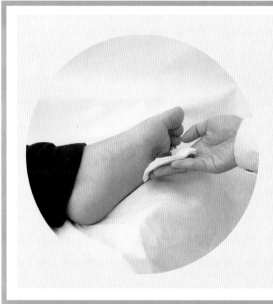

小儿口腔溃疡

概述 | 小儿口腔溃疡是由小儿口腔不卫生造成的舌尖或口腔黏膜发生浅表溃烂的病变，可发生于口腔黏膜的任何部位，以唇、颊、舌部多见，因疼痛易引起小儿进食不畅，严重者可波及咽部黏膜。

操作部位

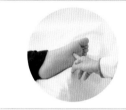

【涌泉穴】

位于足底前部凹陷处第 2、3 趾趾缝纹头端与足跟连线的前 1/3 处。

操作方法 | 推法

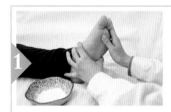

1 患儿取仰卧位或坐位，露出足底部。操作者以拇指从涌泉穴处向足尖方向推 3~5 分钟，以透热为度，双侧涌泉穴均如此操作。

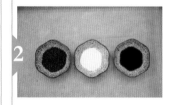

2 将吴茱萸 20 克打成粉，取适量吴茱萸粉与等量的面粉以醋调匀。

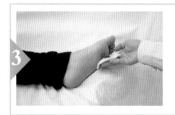

3 晚上睡前用纱布敷于双侧涌泉穴，次日清晨取下。

注意事项

患儿口腔溃疡期间应清淡流质或半流质饮食，以减少对溃疡的刺激，可每日多次用淡盐水漱口。

病案举例

王某，女，1 岁。近 3 日口腔溃疡疼痛流涎，进食时因疼痛而哭闹。来诊时见舌尖、下齿龈等处出现黄白色溃疡，唇红，无发热。按上述方法予以推涌泉治疗，并予吴茱萸粉贴敷涌泉，嘱次日清晨取下，同时嘱家长注意患儿口腔卫生，以淡盐水漱口，多饮水，饮食清淡。次日来诊，家长述患儿流涎减少，进食时已不甚哭闹。

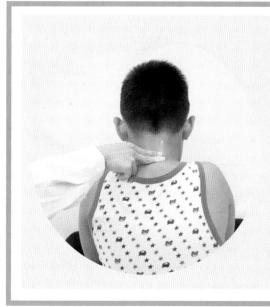

小儿伤食呕吐

概述 | 因小儿喂食过量，或进食甜腻及难消化食物，饮食积滞于胃脘，可见呕吐物酸馊，口气臭秽，厌食腹胀，大便干燥，或泻下酸臭。

操作部位

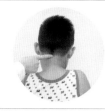 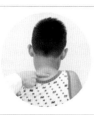

【天柱骨】
颈后发际正中至大椎穴成一直线。

操作方法

推法

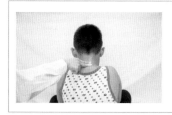

患儿取坐位，操作者站于其一侧，将一手食、中指并拢。以滑石粉为介质，用食、中指指腹自患儿后发际正中由上而下直推至大椎穴处，即为推天柱骨。推100~300次，以患儿局部皮肤发红透热为度。

注意事项

患儿呕吐期间应暂时禁食，可适当少量喂水或清淡易消化的流质食物，痊愈后也应当清淡饮食一段时间。

病案举例

马某，女，1岁半。昨日吃饭较平时量多，饭后又进食大量水果，次日清晨起床后即呕吐2次，呕吐物酸臭，来诊时见患儿精神尚可，体温正常，时有嗳气干呕，腹胀。按上述方法予以推天柱骨300次，嘱家长禁喂生冷油腻，可喂食少量易消化食物。次日来诊家长述推拿后回去未再呕吐。

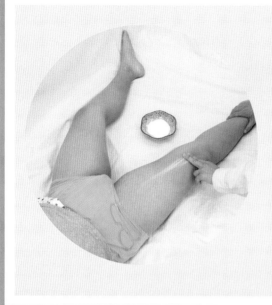

小儿秋季腹泻

概述 小儿秋季腹泻是指发生在秋冬季节的腹泻，发病年龄以6个月~3岁最多见。秋季腹泻的病原体有轮状病毒、ECHO病毒、柯萨奇病毒，而其主要祸首是轮状病毒。临床上有三大特征，即感冒、呕吐、腹泻。该病起病急，常伴发热和上呼吸道感染症状，无明显中毒症状，病初可有呕吐，常先于腹泻发生，大便次数多、量多、水分多，黄色水样或蛋花样便带少量黏液，无腥臭味，小便量少，甚则无尿。

 操作部位

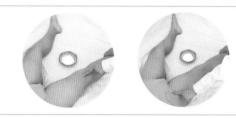

【箕门穴】

位于大腿内侧，膝盖上缘至腹股沟成一直线。

 操作方法 推法

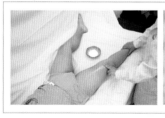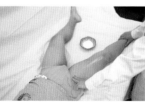

患儿取仰卧位，将腿伸直，操作者位于患儿身旁。一手扶患儿膝部，另一手食、中指并拢，以滑石粉为介质，自膝关节内侧向上推至腹股沟，推100~300次，以患儿局部皮肤发红透热为度。

 注意事项 患儿腹泻时最易造成脱水，故治疗时应及时为患儿补充水分，自配淡盐水或购买补液盐水让患儿口服，如不能纠正患儿脱水应及时到医院静脉补液。

病案举例 刘某，男，1岁半。喷射样稀便3天。化验大便结果为轮状病毒阳性，服各种止泻药无效，来诊时患儿面色发黄，唇干，口渴欲饮水。家长述患儿大便每日5~6次，排便时喷射状，均为稀水样便，味稍臭秽，食欲不佳，小便量少。按上述方法予以推箕门治疗，两侧各300次。并嘱家长给患儿积极补充水分，可取少量玉米须洗净后煮水令患儿频服，尽量减少奶制品的摄入。次日，患儿大便次数减为3次，且便中水分较前大为减少，小便量较前多。继续按上法治疗，3日后患儿大便基本成型，次数为1~2次，小便正常，食欲亦基本恢复。

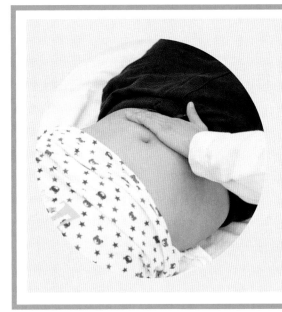

小儿便秘

概述 | 小儿便秘指小儿大便干燥、坚硬，秘结不通，排便时间延长，排便困难，或排便间隔较久（2~3天或以上）。

操作部位

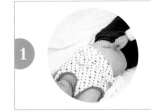

1 【顺摩腹】
以肚脐为中心，以手掌顺时针摩揉腹部。

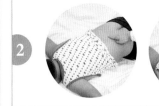

2 【七节骨】
第4腰椎与尾骨端成一直线。

操作方法 | 摩法、揉法

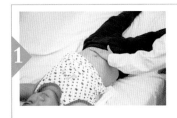

1 患儿取仰卧位，全身放松，操作者用手按住患儿腹部，手心对肚脐，顺时针方向绕脐摩揉腹3~5分钟，动作轻缓。

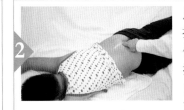

2 患儿取俯卧位，背部保持平直、放松。操作者位于患儿一侧，用食、中指指腹以滑石粉为介质，自患儿第4腰椎由上而下直推至尾骨端，如此反复100~300次，以患儿局部皮肤发红透热为度。

注意事项 | 摩腹前让患儿排空小便，不宜在过饱、过饥的状态下进行。

病案举例 吕某，男，5岁。平素大便干，排便费力，1~2日排便1次，近3日大便一直未行。来诊时患儿面色稍暗、唇红、腹胀、食欲不佳。按上述方法予以摩腹5分钟，推七节骨治疗300次，并嘱其多食新鲜瓜果蔬菜，少食油腻辛辣，次日患儿便出少量干结的粪球。继续按上法治疗2天，患儿每日排便1次，排出顺畅，大便基本不干，食欲好转。

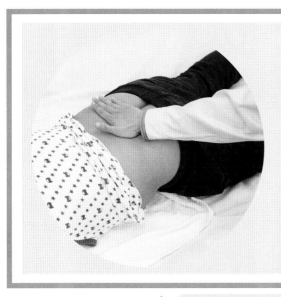

小儿遗尿

概述 | 小儿遗尿又称尿床，是指3周岁（特别是5周岁）以上的小儿睡眠中小便经常自遗，醒后方觉的一种病症。

操作部位

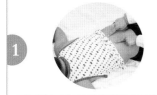

① 【肾俞穴】
在腰部，第2腰椎棘突下，旁开1.5寸。

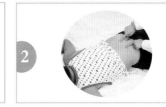

② 【膀胱俞穴】
在腰骶部，骶正中嵴旁开1.5寸，约平第2骶后孔。

操作方法 擦法、揉法

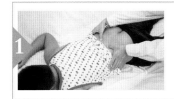

1 患儿取俯卧位，背部保持平直、放松。

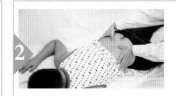

2 操作者以双手拇指螺纹面分别按揉患儿双侧的肾俞和膀胱俞各3分钟。

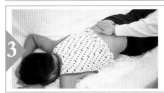

3 然后用右手掌面以滑石粉为介质横擦患儿腰骶部以发热为度。

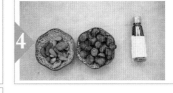

4 将等量的五倍子和桑螵蛸打成粉，取适量用香油调和。

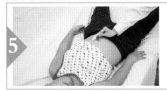

5 填于患儿脐内，以纱布或敷料覆盖，每晚睡前敷上，次日清晨取下。

注意事项

本方法适用于排除器质性疾病的小儿遗尿，治疗时要注意小儿心理变化，不可过度着急或特意强调，以免给患儿造成心理负担，难以纠正。

病案举例
李某，男，4岁。于半年前开始尿床，每晚1~3次不等，每当饮水多或疲劳之后，尿床次数增多。来诊时见患儿体型偏瘦，面色㿠白无华，腹软，手足凉。按上法按揉患儿双侧的肾俞和膀胱俞各3分钟，然后用右手掌面以滑石粉为介质横擦患儿腰骶部以发热为度，并以五倍子和桑螵蛸粉敷脐。嘱患儿睡前尽量不要喝水，注意休息和保暖，家长不要过分强调尿床给患儿带来心理负担。当晚患儿尿床1次，连续治疗3次后患儿夜间无尿床，继续巩固3次后未再复发。

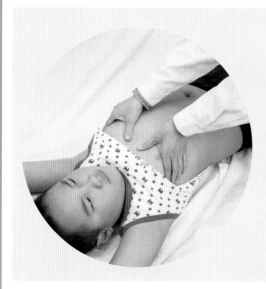

小儿支气管炎

概述 | 小儿支气管炎又称"毛细支气管炎"，系指支气管发生炎症，通常是由普通感冒、流行性感冒等病毒性感染引起的并发症，也可能由细菌感染所致，是小儿常见的一种急性上呼吸道感染。临床上初起有感冒的症状，继则以咳嗽、痰多、喘促、食欲不振为主要表现。

操作部位

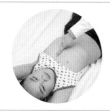

【膻中穴】
在胸部前正中线上，平第4肋间隙，正当两乳连线之中点。

操作方法 | 按法、揉法、推法

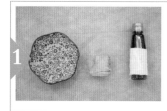 患儿取仰卧位，操作者位于其前方，以生姜汁加香油调和为介质。

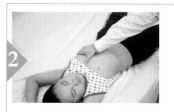 用拇指螺纹面按揉患儿膻中穴2~3分钟。

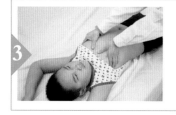 用两拇指指端或桡侧自膻中向两旁分推至乳头，100~200次。

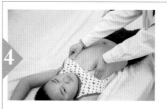 推、揉均以患儿局部皮肤发红透热为度。

注意事项 | 本方法适于症状较轻的患儿，如治疗几日后症状未缓解甚至加重者，应及时到医院就诊。

病案举例 | 王某，男，2岁。两天前受凉后开始咳嗽，并逐渐加重，夜间咳甚。来诊时见患儿面色淡白发青，偶流清涕，咳声阵阵，痰难咳出，时有喘息，听诊双肺呼吸音粗，右肺可闻及干啰音及散在哮鸣音。按上述方法予以揉膻中3分钟，及分推膻中200次，次日患儿咳时有痰，继续以上法连续治疗4天后患儿已基本不咳，听诊肺部已无哮鸣音和干啰音，又巩固治疗1次后痊愈。

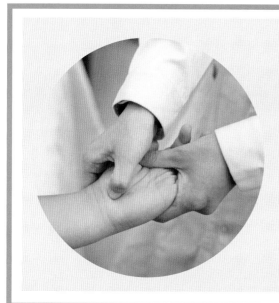

小儿夜啼

概述 | 小儿夜啼指小儿经常在夜间哭啼不眠，甚则通宵达旦，白天如常，入夜则哭，有的每晚定时啼哭，哭后仍能入睡，本病多见于6个月以内的婴幼儿。

操作部位

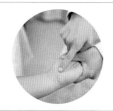

【小天心穴】
在大小鱼际交接处凹陷中。

操作方法 | 揉法

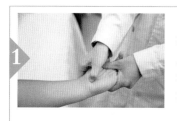

1 患儿取仰卧位或坐位，操作者位于其左侧，用左手托起小儿左手使其掌心朝上，先以右手拇指指端揉患儿小天心穴1~2分钟，再掐5~20次。

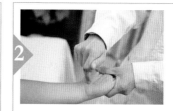

2 然后以右手中指指尖或屈曲的指间关节捣患儿小天心穴5~20次。

注意事项

小儿皮肤娇嫩，操作者要把指甲剪短，以免划伤患儿，捣小天心时要注意力度适当，稳而准，不可忽快忽慢、忽轻忽重。

病案举例 赵某，男，3个月。家长述患儿3天前因受巨大声响刺激引起哭闹，当晚即在睡眠中突然惊醒啼哭，片刻后又渐渐入睡，此后3天每晚发作1~3次，来诊时见患儿发育尚可，心肺正常，山根色青。按上述方法先揉小天心约1分钟，然后掐捣小天心各20次。次日来诊，家长述患儿昨夜未惊醒，继续巩固治疗1次，患儿未再复发。

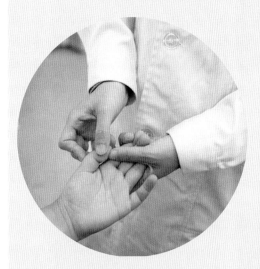

新生儿黄疸

概述 | 新生儿黄疸是指新生儿期（自胎儿娩出脐带结扎至生后28天），由于胆红素在体内积聚导致血中胆红素水平升高而出现皮肤、黏膜及巩膜黄染为特征的病症。本病分为生理性黄疸和病理性黄疸。生理性黄疸症状较轻，出生24小时以后血清胆红素由出生时的1~3mg/dl逐步上升到5mg/dl或以上，临床上出现皮肤开始泛黄而无其他症状，1~2周内完全消退，

新生儿一般情况好，无贫血，肝脾不肿大，肝功能正常，不发生核黄疸。早产儿可略延迟1~2天出现，黄疸程度较重，消退可延至2~4周。病理性黄疸常在出生后24小时内出现，血清胆红素可达12mg/dl，持续时间在2周以上，早产儿在3周以上血清胆红素可升至15mg/dl，黄疸在出生后消失复现并进行性加重。重症的黄疸可以合并核黄疸，常有引起黄疸的原发病的伴随症状。

操作部位

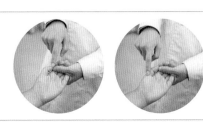

【脾经】

位于小儿拇指桡侧缘，自指尖至指根成一线。

操作方法

推法

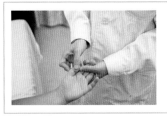

患儿取仰卧位或由家长抱于怀中，操作者位于其左侧，用左手托起小儿左手使其相对固定，以右手拇指螺纹面沿小儿拇指桡侧缘的脾经来回往返直推，约200次。

注意事项

本法可加速小儿生理性黄疸的消退，防止并发症的发生，并有助于小儿病理性黄疸的消退，对于病理性黄疸症状较重者，应根据情况及时配合光照及药物治疗。

病案举例 郝某，男，40天。出生1天后出现黄疸，血清胆红素8mg/dl，随即口服茵栀黄口服液治疗，但不能耐受药物寒凉而出现腹泻，故停药。来就诊时颜面部黄染，大便墨绿色，有黏液，味臭，按上述方法操作，每日1次，治疗7天后颜面部黄染基本消退，测血清胆红素4mg/dl，大便转为黄色糊状，继续巩固治疗3次后痊愈。

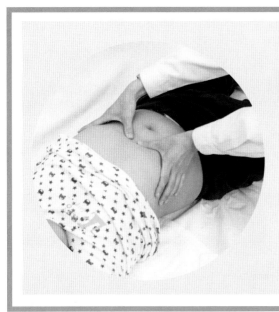

小儿腹痛

概述 | 腹痛是指由于各种原因引起的脐两旁及耻骨以上部位的疼痛，是小儿时期最常见的症状之一。引起腹痛的原因很多，如伤食、寒热、积聚、寒疝以及蛔虫等，本篇针对的是排除器质性疾病的寒、热、伤食等导致的腹痛。

 操作部位

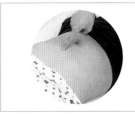

【腹】

腹部。

 操作方法 ｜ 推法

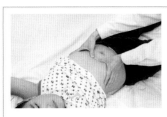 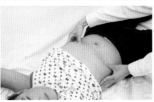

患儿取仰卧位，操作者以双手拇指自中脘穴处沿肋弓边缘向两旁斜下分推，50~100次。

 注意事项 ｜ 本法适用于非器质性病变引起的腹痛，若遇到小儿急性剧烈腹痛时应及时送往医院治疗。

  病案举例 ｜ 贾某，男，6岁。进食后受风出现腹部胀痛。以上述方法治疗后，患儿排气增多，腹痛症状明显好转。

附录：所需器械及药物

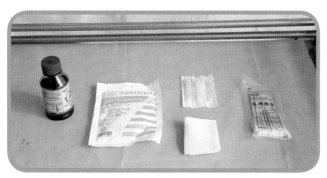

碘伏、一次性手套、一次性针头、医用纱布、棉签

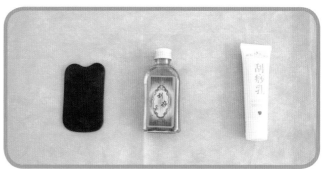

刮痧板、刮痧油、刮痧乳

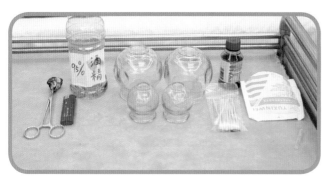

95% 酒精、引火器、打火机、火罐、碘伏、棉签、一次性手套

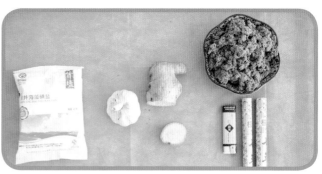

食盐、大蒜、生姜、艾绒、艾条、打火机

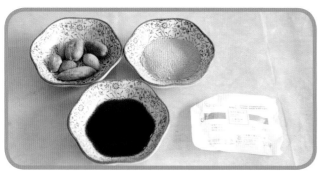

五倍子、五倍子粉、食醋、医用纱布

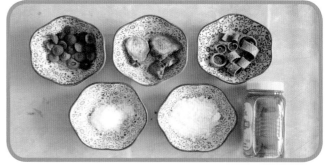

枳实、大黄、厚朴、芒硝、冰片、蜂蜜

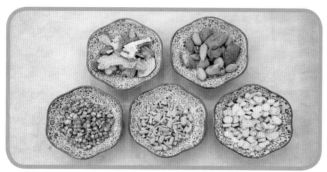

白术、五倍子、防风、党参、黄芪

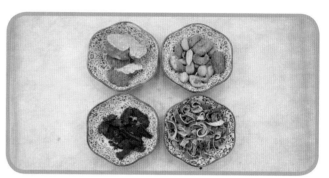

生地、五倍子、何首乌、黄柏

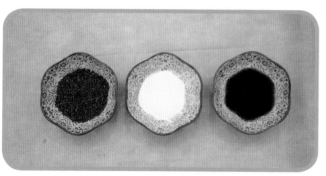

吴茱萸粉、滑石粉、醋

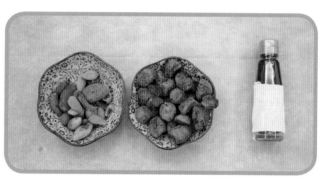

五倍子、桑螵蛸、香油

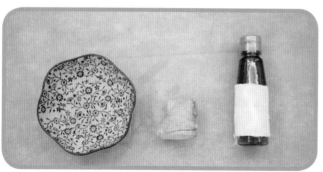

黄酒、生姜、香油

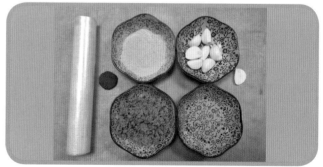

保鲜膜、附子饼、滑石粉、大蒜、姜末、黄酒

图书在版编目（ＣＩＰ）数据

家用按摩小妙招 / 杨润，梁琦主编．－－ 太原 ： 山西科学技术出版社，2019.5

ISBN 978-7-5377-5870-3

Ⅰ．①家… Ⅱ．①杨… ②梁… Ⅲ．①按摩疗法（中医）－基本知识 Ⅳ．① R244.1

中国版本图书馆 CIP 数据核字（2018）第 293298 号

家用按摩小妙招
JIAYONG ANMO XIAO MIAOZHAO

出 版 人：赵建伟
主 　 　编：杨润 梁琦
责 任 编 辑：杨兴华
封 面 设 计：吕雁军

出版发行：山西出版传媒集团 · 山西科学技术出版社
　　　　　地址：太原市建设南路 21 号　邮编：030012
编辑部电话：0351-4922078
发行部电话：0351-4922121
经 　 　销：各地新华书店
印 　 　刷：山西新华印业有限公司
网 　 　址：www.sxkxjscbs.com
微 　 　信：sxkjcbs

开 　 　本：787mm×1092mm　　1/16
印 　 　张：10.25
字 　 　数：240 千字
版 　 　次：2019 年 5 月　第 1 版　2019 年 5 月太原第 1 次印刷
书 　 　号：ISBN 978-7-5377-5870-3
定 　 　价：38.00 元